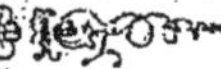

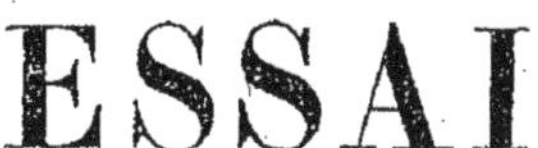

ESSAI

SUR LE

TRAITEMENT MÉDICAL ET CHIRURGICAL

DES SCROFULES.

PAR HENRY BLATIN,

DOCTEUR EN MÉDECINE DE LA FACULTÉ DE PARIS.

« La scrofule est une infirmité aussi honteuse que dégoûtante, qui rend l'homme un objet de rebut pour ses semblables, qui lui fait redouter l'union conjugale, qui se transmet à ses descendants, qui frappe l'enfant dans le sein de sa mère, et transforme les plus belles années de sa vie en une série de peines et de douleurs...... Parmi les fléaux sans nombre dont la race humaine est accablée, aucun n'offre aux ressources de notre art une opiniâtreté plus désespérante. »

(ALIBERT.)

PARIS.

GERMER BAILLIÈRE, LIBRAIRE,

RUE DE L'ÉCOLE-DE-MÉDECINE, 17.

1840

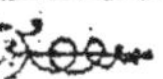 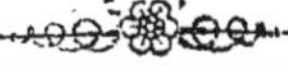 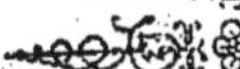

ESSAI

SUR LE

TRAITEMENT MÉDICAL ET CHIRURGICAL

DES SCROFULES.

PAR HENRY BLATIN,

DOCTEUR EN MÉDECINE DE LA FACULTÉ DE PARIS.

« La scrofule est une infirmité aussi honteuse que dégoûtante, qui rend l'homme un objet de rebut pour ses semblables, qui lui fait redouter l'union conjugale, qui se transmet à ses descendants, qui frappe l'enfant dans le sein de sa mère, et transforme les plus belles années de sa vie en une série de peines et de douleurs...... Parmi les fléaux sans nombre dont la race humaine est accablée aucun n'offre aux ressources de notre art une opiniâtreté plus désespérante. »

(ALIBERT.)

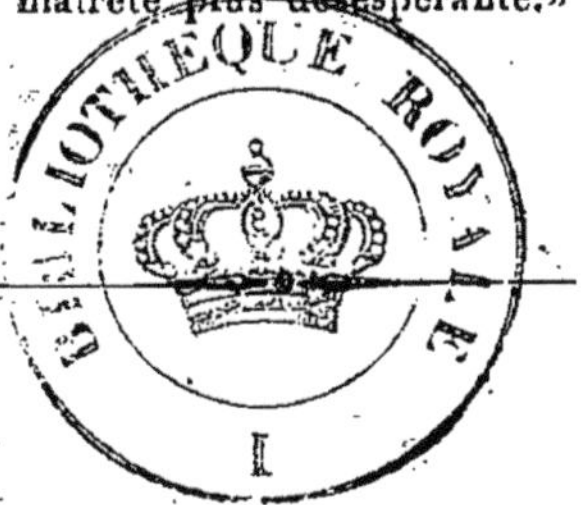

PARIS.

GERMER-BAILLIÈRE, LIBRAIRE,

RUE DE L'ÉCOLE-DE-MÉDECINE, 17.

1840

A LA MÉMOIRE

DE MON EXCELLENT PÈRE

JEAN-BAPTISTE BLATIN,

Docteur en Médecine de la Faculté de Paris,
Professeur de matière médicale et de thérapeutique,
Médecin de l'Hôtel-Dieu de Clermont-Ferrand,
Ancien Président de l'Académie des sciences, arts et belles-lettres de cette ville,
Membre de l'Académie royale de Médecine de Paris,
de la Société médicale d'Émulation, et de plusieurs autres Sociétés savantes.

HENRY BLATIN.

Je n'ai pas la prétention, dans cet essai, d'éclaircir la question de la maladie scrofuleuse, trop peu connue encore, malgré sa fréquence, malgré ses symptômes si variés, toujours graves, souvent hideux; malgré le nombre de ses victimes; malgré même la multitude d'ouvrages qui s'en occupent. Mon but est simplement de réunir, dans un cadre fort restreint, les opinions qui me paraissent les meilleures sur l'étiologie de cette affection, négligeant à dessein les théories surannées, et que l'expérience a démontrées fausses. Je suivrai la même marche à l'égard du traitement, et je nommerai à peine quelques-unes des drogues innombrables et des pratiques si vantées contre les scrofules, y compris les attouchements royaux, superstition misérable, dont le dernier sacre n'a pas su s'affranchir! J'étudierai plus spécialement les moyens thérapeutiques que la médecine et la chirurgie modernes ont adoptés, et dont l'expérience journalière démontre les bons effets. Je déclare ici à l'avance, et j'aurai l'occasion de le répéter plus d'une fois, que, dans le traitement de la maladie strumeuse, les remèdes que je nommerai *spécifiques* ne sont, à mon avis, que de puissants adjuvants à l'hygiène convenablement appliquée, et que sans elle, quels que soient les remèdes, le mal ne saurait guérir.

Je n'ai pas assez d'expérience encore pour écrire sur la matière le résultat de mes propres recherches; aussi emprunterai-je souvent des faits et des préceptes à quelques ouvrages justement estimés, ainsi qu'à la plupart des journaux de médecine où ils sont épars; mais partout j'indiquerai la source où j'ai puisé, afin de rendre à chacun ce qui lui appartient, autant que je pourrai, et mettre le lecteur à même de vérifier l'opinion de ceux que je cite. Plus tard, lorsque j'aurai beaucoup vu et médité, je mettrai à profit, pour un travail moins incomplet, les nombreuses recherches que cet opuscule a rendues nécessaires.

ESSAI

SUR LE

TRAITEMENT MEDICAL ET CHIRURGICAL

DES SCROFULES.

I.

La première chose qui m'a frappé en étudiant tout ce que les auteurs anciens ont écrit sur les *écrouelles,* c'est qu'ils ont confondu sous ce nom, de même que sous celui de *scrofules* (1), plusieurs affections très-diverses, telles que le squirrhe, les inflammations aiguës et chroniques des glandes lymphatiques, les tubercules, les caries des os, etc. Ils n'ont donc pu bien apprécier la maladie, et par conséquent poser les bases d'un traitement rationnel. En poursuivant mes recherches, j'ai vu que beaucoup de modernes, eux-mêmes, avaient réuni sous cette désignation commune de scrofules trois états morbides distincts : l'engorgement chronique des glandes lymphatiques et

(1) Dans beaucoup d'ouvrages le mot *scrophules* est écrit ainsi : je préférerais, pour des raisons que je ne puis développer, cette dernière orthographe, que j'abandonne pour me conformer à celle de Kortum, de Nysten, et de l'Académie.

des vaisseaux de ce système, l'affection tuberculeuse et la scrofule proprement dite. Cependant l'observation des causes, des phénomènes symptomatiques et des caractères anatomiques propres à l'une ou à l'autre de ces maladies, établit les différences qui les distinguent : les résultats du traitement qui convient à chacune d'elles achèvent de les séparer et de lever tous les doutes, spécialement quant à la distinction de la maladie scrofuleuse et du vice tuberculeux. Pour moi, en effet, cet état morbide décrit tour à tour sous le nom de scrofule, d'abcès froid, de dépôt de lait, et enfin de tubercule, est caractérisé par la présence d'une matière albumineuse, concrète à une certaine époque, semblable au caséum, sans analogue dans l'économie vivante, si bien que là où on la rencontre, là est une affection tuberculeuse. Pour moi, la scrofule pure de complications est cette altération spéciale des tissus, par suite de laquelle ils gonflent, s'irritent sourdement, se décomposent, tombent en détritus, altération qui ne siége pas spécialement dans les glandes lymphatiques, et qui n'offre point la matière tuberculeuse.

Ainsi, sans m'arrêter aux opinions des écrivains qui ont prétendu que ces affections étaient identiques, encore moins sur celle de M. Velpeau, qui s'est écrié que les scrofules n'existaient pas réellement; si je jette un coup d'œil sur le traitement de ces maladies, j'acquiers la conviction que ce qui est utile contre la diathèse strumeuse est impuissant contre les tubercules. Cette matière ne me paraît pas susceptible de résolution, dit M. Baudelocque, dans son excellent ouvrage, et je crois que quand elle a été déposée dans quelqu'un de nos organes, elle ne peut en sortir que par suppuration; car jusqu'ici on n'est parvenu à en obtenir la résorption par aucun moyen (1). Je vais essayer de démontrer que plusieurs médications, au contraire, sont héroïques contre la scrofule, spécialement l'*air pur*, l'*iode* et l'*or*. Tous les praticiens ont observé ces différences relativement à la thérapeutique : seules elles suffiraient, à défaut des autres que j'ai indiquées, pour la distinction de ces deux états morbides.

Cela posé, j'admets que la scrofule est une irritation des ramifications lymphatiques, causée peut-être par une altération du sang, et de la lymphe par suite, avec tendance marquée à la désorganisation, soit par sa nature, soit par celle des tissus qu'elle envahit (2).

---

(1) *Étude sur les causes, la nature et le traitement de la maladie scrofuleuse*, p. 294 et 307.

(2) M. Pelletier a publié dans *l'Expérience*, au commencement de 1839, des recherches intéressantes sur le sang des scrofuleux. Le caillot est plus lent à se former, plus mollasse, et nage dans une plus grande quantité de sérosité que le caillot normal. Les globules conser-

Cette altération, qui ne dépend pas d'un virus, comme le croyaient, avec la plupart des anciens, Astruc, Pujol, Baumes, Portal, etc., peut atteindre spécialement et en général tous les tissus, tous les organes, depuis les os jusqu'aux testicules, et présenter alors des caractères différents, suivant les rapports anatomiques et les fonctions des parties affectées. Peut-être n'a-t-on jamais vu un organe exclusivement atteint par elle : l'organisme entier se trouve modifié défavorablement, avant que le mal ait fait explosion quelque part. Néanmoins, dit Baumes, on sait par expérience que le vice scrofuleux, quel que soit l'endroit de sa formation, se manifeste dans le système lymphatique, et de préférence dans les glandes conglobées (1).

Les causes très-nombreuses, suivant tous les auteurs, excepté M. Baudelocque, seraient les températures froides et humides, la malpropreté, la misère, la mauvaise nourriture, le défaut d'in-

---

vent à peu près leur volume ordinaire ; les sphéroïdaux paraissent peu altérés ; les lenticulaires ont au centre une sorte de tache ombrée, qui pourrait faire croire qu'ils sont percés. Quelques-uns sont entièrement déformés ; d'autres paraissent allongés en cylindre ; il en est qui semblent échancrés. Si ces altérations ne sont pas constantes ou bien marquées, M. Dubois ne les a rencontrées au moins que dans le sang d'individus scrofuleux.

(1) Baumes, *Traité sur le vice scrofuleux et sur les maladies qui en proviennent ;* 2e édit., p. 4.

solation, le manque d'exercice, le virus syphilitique. L'enfance et le sexe féminin y seraient surtout exposés, quoiqu'on ait vu des vieillards de l'un et de l'autre sexe en être atteints; et ces causes n'agiraient qu'en produisant ou exagérant la constitution lymphatique, qui prendrait alors le nom de scrofuleuse.

Le tempérament lymphatique serait donc plus apte que tout autre à laisser naître ou se développer les scrofules, et c'est à tort que MM. Brieude, Cauzard, Lugol, et beaucoup d'autres, ont prétendu que toutes les constitutions différentes y étaient au moins aussi sujettes. L'erreur vient de ce qu'on n'a pas toujours distingué cette affection des tubercules, lesquels attaquent tous les tempéraments, et plus particulièrement le sanguin hépatique. Les sujets chez qui la lymphe domine seront, toutes choses égales d'ailleurs, plus disposés à devenir scrofuleux, parce que leur constitution moins forte, moins énergique résiste moins qu'une autre à l'action d'une cause morbifique spéciale, surtout quand cette cause porte sur l'hématose (1).

---

(1) M. Guersent admet une constitution particulière qui prédispose aux scrofules, et qui n'est autre, selon moi, que le résultat d'une première altération qu'a subie le tempérament lymphatique. Les enfants qui ont, dit-il, la peau fine, transparente, blafarde ou rosée, la face

La différence de pays, de climats locaux aurait encore, suivant les auteurs, et cette assertion s'appuie sur l'expérience, une grande influence sur la production de la diathèse strumeuse. Ainsi, elle est plus commune en Angleterre, selon M. Grégory, que partout ailleurs, et je suppose que c'est cette disposition lymphatique, si voisine de l'état morbide, que Walter-Scott et nos poëtes célèbrent sous la qualification de *beau sang anglais*, et à laquelle Alibert a donné si justement le nom de *beauté factice*.

On assure, au contraire, que les scrofuleux qui se rendent en Corse guérissent par l'influence seule du climat. M. Delamart n'a, dit-il, rencontré aucun cas de cette maladie, pendant le long séjour qu'il a fait dans cette île (1).

---

large, la mâchoire inférieure carrée, les lèvres épaisses, gonflées, crevassées, douloureuses, souvent enflammées pendant les froids; ceux qui ont les paupières rouges sur les bords, couvertes de chassie, les cils très-longs, les yeux grands et bleus, et qui, dès leur naissance, ont eu des éruptions sur le cuir chevelu, à la face ou derrière les oreilles, les ganglions du cou souvent engorgés, et qui joignent à un embonpoint remarquable de la faiblesse, des sueurs abondantes et fétides, et plus d'activité d'imagination que de forces physiques, sont certainement dans les conditions les plus favorables au développement des scrofules. (*Dict. de méd.* en 21 vol., t. XIX, p. 190.)

(1) Niel, *Recherch. et observat. sur les effets des prépar. d'or* du docteur Chrestien, p. 232.

Le climat, la saison, l'âge, l'habitatiou, la dentition, l'état des voies digestives, la puberté, la grossesse, une chute, un coup violent, une luxation, une fracture, une frayeur vive, la variole, la rougeole, la syphilis, enfin l'usage de quelques médicaments, et en particulier du mercure, semblent à Baumes les circonstances les plus favorables au développement du vice scrofuleux (1).

Mais ces causes, que jusqu'ici personne n'avait soupçonnées d'inexactitude, ont été mises en doute, et qui plus est, hors de la question par M. Baudelocque. Ce médecin prouve que toutes elles peuvent tendre à produire une certaine atonie générale, qui *prédispose à la prédisposition* de la scrofule, mais qu'elles ne sont jamais des causes déterminantes de cette maladie. Les très-nombreuses et intéressantes observations qu'il cite à ce sujet, celles qu'il présente à l'appui de la seule influence de l'air vicié, comme étant la cause unique et active de l'état scrofuleux, me paraissent péremptoires.

Quant au traitement, on aura égard à l'hérédité, à la gravité, à la marche, à la durée, aux différentes terminaisons et aux complications de la maladie. On n'oubliera pas qu'elle ne tend ja-

---

(1) *Traité des scrof.*, p. 150.

mais par elle-même à la guérison (1), quoique Cullen, Bosquillon et plusieurs autres aient écrit qu'elle parcourait une période de quatre à cinq années, qu'ensuite elle guérissait spontanément. Son mode de développement est presque toujours lent et insidieux, et sa durée, qui est au moins de quelques mois, se prolonge souvent pendant de longues années. Cette affection présente un état asthénique général, une forme inflammatoire particulière (2).

Quant à l'hérédité, admise par Laurentius (3), Bordeu, Portal, Cullen, Baumes et M. Richerand (4), elle l'est aussi, malgré l'assertion négative de With, par MM. Guersent et Baudelocque. L'expérience et l'analyse, dit ce dernier, se réunissent pour démontrer l'hérédité de la prédisposition aux scrofules. Pour que son développement ait lieu, il faut qu'à la prédisposition vienne se joindre une cause particulière (5). Cette proposition n'est pas rigou-

---

(1) Baudelocque, p. 286. — Quand les scrofules se sont dissipées sans le secours de l'art, la cause de cette heureuse solution est sans doute dans un changement survenu dans les habitudes du malade, qui s'est trouvé à même de respirer un air salubre et renouvelé. Voyez au quatrième § l'article *Terminaisons générales*.

(2) Faure, thèse. Paris, 1827.

(3) *De natur. et curat. strum.*, p. 112.

(4) *Nosogr. chirurg.*, p. 312.

(5) *Études sur la malad. scrof.*, p. 9.

reuse, car l'expérience a aussi démontré, par les autopsies, que le fœtus pouvait sortir malade du sein de sa mère, pouvait même y vivre malade (1).

La contagion que Bordeu, Lalouette, Pujol et Baumes croient reconnaître, transmise principalement par le lait de la nourrice, est niée par MM. Guersent, Baudelocque et Richerand, qui appuient leur opinion sur de nombreuses expériences faites à l'hôpital des Enfants (2).

La terminaison des scrofules se fait toujours par délitescence, suppuration ou induration. L'organisme peut être tellement affecté que l'individu succombe.

Après ce court exposé, qui m'a semblé indispensable pour préciser la maladie dont je me proposais de faire connaître le traitement, j'arrive au but spécial de ce travail.

II.

Le traitement des scrofules comprend la prophylaxie, ou moyen de prévenir la disposition que l'on aurait à contracter cette affection. Lorsqu'elle est développée, la médication doit avoir pour but

---

(1) Velpeau.

(2) *Nosograph. chirurg.*, p. 311.

de chercher à détruire, à réparer l'altération générale qu'a subie l'économie, en même temps que l'art oppose les moyens connus aux symptômes spéciaux qui se manifestent. Après avoir étudié les divers modes de traitement applicables aux cas généraux et particuliers, je terminerai en indiquant celui qu'on doit employer contre les tumeurs et les autres produits maladifs qui, après la guérison, restent inattaquables par les remèdes connus, et réclament les secours de la chirurgie.

Prophylaxie. — Les causes prédisposantes des scrofules proprement dites étant bien connues, le premier soin, le plus important, est de les éviter; de soumettre à des influences contraires l'individu malade, ou seulement prédisposé. Ainsi, en admettant les causes de la plupart des auteurs qui, si elles ne sont bien avérées, ont au moins une action débilitante funeste aux fonctions assimilatrices, on évitera les températures froides et humides, les brouillards, la malpropreté, les excès de travail et de veilles, surtout; on choisira une nourriture saine, abondante, animalisée; des climats chauds et secs; des habitations bien exposées, bien éclairées et spacieuses. L'influence du changement de climat, surtout le passage d'un pays humide à un autre vivement aéré et voisin de la Méditerranée (pour les Européens), est un des moyens les plus puissants à opposer à la maladie scrofuleuse (1). Baumes recommande aussi le grand air, l'insolation, l'exercice. Celui qui me semble préférable, c'est l'équitation, dans tous les cas où elle est possible. Vient ensuite la gymnastique, et enfin la natation. Je crois qu'on doit aussi insister sur la régularité des habitudes et la modération dans les plaisirs des sens, dont l'abus appauvrit l'hématose ; car, ainsi que le fait remarquer Cullen, on voit ordinairement la maladie scrofuleuse devenir d'autant plus grave et plus féconde en désorganisations variées, que les sujets s'abandonnent avec plus de violence aux excès vénériens (2). Parmi les moyens prophylactiques, le plus essentiel, suivant M. Baudelocque (et tous ceux qui méditeront son ouvrage seront de son avis), c'est la respiration d'un air pur. Le développement des écrouelles, dit-il, est constamment précédé par le séjour plus ou moins continuel, plus ou moins prolongé dans un air qui n'est pas suffisamment renouvelé. Cette cause est la seule que l'on rencontre toujours, soit isolée, soit unie à des circonstances dont l'action est très-secondaire (3). Il est aisé de comprendre qu'une hématose viciée, imparfaite, doit produire

(1) Niel, *Recherch. et observ.*, p. 232.

(2) *Instit. de méd. prat.*

(3) *Études sur la malad. scrof.*, p. 124, 164, 182.

dans l'économie tout entière des effets nuisibles. Le sang contient les matières de la nutrition et des sécrétions. S'il est appauvri, mal élaboré, tous les tissus se répareront avec des éléments de mauvaise nature. En vertu des mouvements continuels de décomposition et de composition qui se passent dans nos parties, elles se trouvent bientôt entièrement formées de ces éléments altérés. Pendant que ces changements s'opèrent, on voit se dessiner insensiblement la constitution lymphatique. Partout où il y a des scrofules, cette cause existe; partout où elle existe, la maladie se montre; là où elle manque, l'affection n'est pas connue. Aux preuves pratiques que l'auteur prodigue pour étayer son opinion, j'ajouterai les renseignements que me communique M. Cazenaud sur un pays dont les usages, les habitudes, les besoins sont bien plus en rapport avec ceux des Samoïèdes qu'avec ceux du nôtre dont il est voisin, je veux parler de la principauté de Neufchâtel. Je transcris en les abrégeant, malgré l'intérêt qu'elles présentent, les notes de ce médecin. Ce canton de la Suisse est formé presque en entier par les montagnes du Jura, montagnes dont les sommets arrondis sont séparés par de nombreux vallons. Sa position est à l'ouest du lac, à l'est du Doubs, s'étendant obliquement, entre la France et la Suisse, de l'est-nord-est à l'ouest-sud-ouest. Le val de la Chaux-de-Fonds et du Locle est élevé de mille mètres environ au-dessus de la mer. A cette hauteur et dans ces lieux, on ne voit généralement que des sapins. Les hautes montagnes qui ourlent ces gorges laissent l'air du bas-fond sans être renouvelé. L'eau y est très-froide, et l'atmosphère régulièrement nébuleuse. On ne connaît là ni le printemps ni l'automne. Les nuits y sont perpétuellement froides. Pendant les longs hivers, souvent on voit le thermomètre Réaumur descendre à 30 degrés : 27° est un chiffre très-ordinaire, surtout à la Brévine. Aux Roches et à la combe des Enfers, les botanistes rencontrent force gentiane, et la betula nana, qui croît en Laponie. Les neiges commencent en septembre, et finissent au mois de mai: il n'est pas rare d'en voir tomber en juillet. Souvent on en a trois pieds et plus, et trente dans les *combes*. Le sol ne produit que de l'herbe. Les habitants, très-industrieux, s'occupent tous d'horlogerie, hommes, femmes et enfants. Leurs habitations sont belles; mais, à raison de la température atmosphérique et de leur profession, ils se tiennent clos, devant leurs établis, dans des chambres dont les croisées sont doubles, et souvent calfeutrées avec du papier collé ou de la mousse. Un poêle géant, qui s'allume dans une pièce attenante, les échauffe, sans produire aucun courant d'air. Les planchers, les portes, les escaliers, tout est lavé chaque semaine, ce qui occasionne une humidité pernicieuse. Les gens sont très-propres sur eux; dessous, c'est différent. Leurs seules distractions sont des courses assez rares en traîneaux, et quelques promenades sur les *monts*, mais principalement dans les marais. Leur nourriture est bonne, quoique basée sur le bœuf salé et de mauvais fruits. Ce pays est dans un état morbide perpétuel. Toutes les maladies semblent s'y donner rendez-vous; mais les affections endémiques sont la phthisie tuberculeuse, l'ascite, et surtout les scrofules. Près du Locle, aux Billodes, est un établissement consacré à l'éducation industrielle d'un nombre considérable de jeunes gens des deux sexes, qui sont entassés jour et nuit dans des salles bien closes, dans des dortoirs encombrés. Tous les habitants de ce lieu sont scrofuleux, sans exception : on n'y voit que des teints blafards, des lèvres supérieures en auvent; des teignes, des oreilles en suppuration et des yeux rouges. L'apparence extérieure du tempérament lymphatique est générale.

L'air pur, je le répète, est le principal agent prophylactique des scrofules (1). Mais aussitôt qu'on a placé dans des conditions atmosphériques convenables un individu affecté, tous les moyens que

(1) M. Pravaz attribue au bain d'air comprimé la propriété de perfectionner l'hématose (Mémoire lu à l'Académie de médecine, juillet 1838). Je crois que cette opinion mérite d'être prise en considération.

l'on emploie doivent avoir pour but d'accélérer le mouvement de composition et de décomposition des organes (1). Il faut refaire un nouvel individu : il faut que les molécules qui le composent soient remplacées par d'autres mieux élaborées. Tout, dans le traitement de cette maladie, doit tendre à ranimer l'énergie vitale de tout le système et des organes principalement affectés (2). Sous ce rapport, l'exercice, comme je viens de l'indiquer, les voyages, la navigation, les professions actives, certains médicaments, les excitants, les toniques, les purgatifs, les vomitifs, sont utiles ; les passions elles-mêmes, surtout celles qui sont expansives, peuvent être favorables.

Traitement proprement dit.—Les mêmes moyens, les mêmes précautions qui conviennent lorsqu'il s'agit de modifier une prédisposition, forment encore la base de tout traitement contre les scrofules développées. On doit les continuer, tout en leur associant les médicaments internes ou externes que réclame l'affection présente. Si le malade n'est point placé dans des conditions hygiéniques convenables, toute médication, quelque rationnelle qu'elle soit, échouera ; si, au contraire, ces précautions sont bien observées, on verra

---

(1) *Études sur la mal. scrof.*, p. 512.

(2) Richerand, *Nosograph.*, p. 316.

souvent survenir un résultat avantageux à la suite de l'emploi méthodique des remèdes vantés comme antiscrofuleux, quel que soit celui auquel on ait donné la préférence (1).

A voir la liste immense de toutes les substances médicales qui, à titre de remèdes généraux et spécifiques, ont été employées par les ancieus contre ce qu'ils nommaient les scrofules, on désespère de pouvoir les classer selon leurs mérites : toute la matière médicale y est (2). Une foule de ces drogues, dont les propriétés sont plus que douteuses, a été portée aux nues, tandis qu'on a souvent mis en doute l'efficacité des agents les plus puissants. On a tour à tour blâmé et préconisé les émollients, les délayants, les purgatifs, les vomitifs, les sudorifiques, les amers, les ferrugineux, certaines eaux minérales, le soufre, le savon, le mercure, la saponaire, la bignonia catalpa, l'aunée, le rhus toxicodendron, l'opium, le brou de noix, la feuille de noyer, le nitrate d'argent, l'arsenic, le muriate de chaux, celui de baryte, le charbon animal, l'huile de sassafras, le madare, la ciguë, le café, la liqueur de Kœclin, les varecs, les éponges, l'or, l'iode, le brôme, la poudre de Sancy, etc.

A l'égard du traitement extérieur, les uns vantent ou repoussent les fondants, les dérivatifs,

---

(1) Baudelocque, p. 235.

(2) Sans comprendre les attouchements royaux.

la pommade stibiée, les sétons, les vésicatoires, les cautères, les incisions grandes et petites, les trochisques, les pâtes caustiques, le feu, la glace, la compression, l'extirpation, le nitrate d'argent, l'électricité, l'électro-puncture, les bains de sable, de mer, d'eau ferrugineuse, sulfureuse et autres, etc. Les apologistes d'un moyen thérapeutique citent des observations authentiques quant à la coïncidence d'une guérison avec l'administration du remède, tout aussi nombreuses que celles des observateurs qui les blâment; de sorte que, pour celui qui, dans ce chaos, cherche une direction, il résulte la conviction fâcheuse que les expérimentateurs ont agi sur des affections différentes, dans des circonstances mal étudiées, et dont l'analogie était fort douteuse. Mais ce qui a fait le plus de tort à la thérapeutique des scrofules, c'est, comme je l'ai dit aux premières pages de cet essai, la confusion que l'on a fait de l'affection tuberculeuse avec elles, et le défaut d'appréciation de la scrofule tuberculeuse, c'est-à-dire de la scrofule contenant par complication de la matière tuberculeuse épanchée.

Parmi les médicaments vantés bien haut, l'efficacité de la plupart est nulle; l'action de plusieurs, très-contestable; la vertu de quelques autres contre l'affection strumeuse, vraiment héroïque et incontestable.

Les *toniques*, et spécialement les préparations de fer, d'acier, en limaille ou combinés; l'aunée, les noix vertes, les feuilles de noyer, le quinquina, l'écorce de saule, les feuilles de houx, la gentiane, le quassia, le houblon, la petite centaurée, la menthe, l'élixir de Périlhe, les eaux de Pyrmont, de Rouen, du Mont-Dore, de Forges, de Spa, de Passy, du Cournigel, de Lavey, des Ponts, de la Brévine, l'eau de mer employée en boisson ou à l'extérieur, en bains, en douches, en lotions, en injections, sont tous les jours employés contre les scrofules, et comptent tous des guérisons remarquables. Les toniques, en augmentant la vitalité, la force des fonctions organiques, sont tous utiles lorsque l'estomac peut les supporter, mais ne doivent pas être décorés du titre d'antiscrofuleux. Les noix vertes et les feuilles de noyer m'ont paru jouir d'une efficacité particulière; mais la décoction de ces substances est difficile à ingérer. L'extrait et le sirop seraient bien préférables, selon la remarque de M. Psorson, de Chambéry, qui administre ainsi, dit-il, les principes actifs de ce tonique. Il a guéri une fille de vingt ans, scrofuleuse au dernier degré, par l'emploi de l'eau de feuilles de noyer, à l'intérieur et à l'extérieur (1). M. Jurine avait

(1) Baudelocque, p. 522.

déjà employé avec succès les mêmes moyens contre les engorgements lymphatiques (1). Les bains de mer me semblent aussi très-utiles, à raison de l'iode et des autres sels qu'ils contiennent. « Pour les cas graves, dit M. Navet, dans un traité spécial, comme ceux des plaies de mauvaise nature, d'ulcères atoniques, de caries fistuleuses, d'engorgements scrofuleux, l'application permanente, sur l'endroit malade, de compresses imbibées d'eau de mer froide, l'irrigation par arrosion continue, suivant les procédés indiqués par M. Josse, d'Amiens, produisent les meilleurs effets. » La saison d'automne est la plus favorable pour se rendre aux bains de mer, qui sont alors plus toniques (2). M. Moussel a publié plusieurs observations intéressantes sur l'efficacité des bois sudorifiques, des préparations mercurielles associées aux eaux minérales de la province de Naples (3).

Les *excitants* agissent à la manière des toniques; leur effet est plus prompt, mais moins durable. On les unit ordinairement à ceux-ci, et aux antiscrofuleux par excellence; mais ils ne

---

(1) *Journ. de méd. et de chir. prat.*, t. IV, p. 229.

(2) *Journ. des connaiss. méd.-chir.*, t. IV, p. 115.

(3) *Traitement curatif de la maladie scrofuleuse*, thèse; Paris, 1835.

forment la base d'aucun traitement curatif.

Les *émollients* concourent, comme les médicaments qui précèdent, à la médication rationnelle des scrofules, mais ne sauraient détruire à eux seuls le principe du mal. On les associe, dans certains cas, à des remèdes actifs; on les emploie encore seuls pour combattre ou diminuer l'inflammation des tissus, lorsqu'elle a dépassé un degré favorable. M. Buzairies assure même que, pour obtenir des préparations iodurées des résultats prompts et assurés dans la carie des os, surtout chez les jeunes enfants dont ces parties ont plus de vitalité que celles des adultes, il faut faire précéder l'iode par un traitement antiphlogistique, et accompagner l'emploi de ce médicament d'applications émollientes, qu'on fait alterner avec les frictions d'iode.

On sait, dit-il, que Lugol et plusieurs autres médecins proscrivent la médication émolliente; cependant, un grand nombre de scrofuleux guérissent uniquement par les antiphlogistiques unis aux émollients et aux excitants de toute espèce (1).

Les *émissions sanguines*, à part les cas de vive surexcitation, sont défavorables dans le traitement qui nous occupe. La théorie semblait pourtant leur assigner une place avantageuse parmi

---

(1) *Journ. de méd. et chir. pratiq.*, t. III, p. 345.

les moyens de décomposition et de recomposition; mais l'expérience a démontré qu'ils enlevaient autant de principes toniques que de sérosité nuisible.

Les *sudorifiques*, les *diurétiques*, les *narcotiques* eux-mêmes ont joui d'une grande réputation contre la scrofule, et comptent encore de temps en temps des succès. Plusieurs peuvent être utiles lorsqu'on veut régulariser une fonction languissante pendant le cours du traitement; mais ils n'ont aucune spécialité contre la maladie elle-même, et les propositions de M. Thilénius ne sont rien moins que convaincantes, lorsqu'il vante surtout un mélange d'assa fœtida, de savon antimonial, de mercure doux, d'extrait de ciguë et d'huile de sassafras, dans le but d'exciter une fièvre plus ou moins violente, d'après une idée de Bordeu (1).

L'*opium* uni à l'iode a été employé par M. Lemasson, qui assure qu'on augmente ainsi la vertu de cette dernière substance.

Il est peu de médicaments qui aient été aussi blâmés et préconisés tour à tour que la *ciguë*. Baumes en faisait grand cas. M. Pistchaff, de Baden, la regarde comme un spécifique de la scrofule, tout en l'associant à d'autres agents médicinaux. M. Marteau rapporte deux observations d'affec-

---

(1) *Journ. de méd., chir. et pharm.*, 1791; t. LXXXVIII, p. 283.

tion strumeuse sur deux adultes, bien caractérisée et portée à un très haut point : dans l'une, avec carie des os du pied, fistule et atrophie des membres supérieurs, par l'usage des pilules de ciguë faites avec l'extrait féculent et la poudre des racines à la dose de quatre grains au début, progressivement portée en trois mois à cinquante-quatre grains, sans accident, tous les ulcères se sont cicatrisés; les forces et la liberté du mouvement sont revenues. Dans le second cas, où toutes les glandes du cou étaient strumeuses (l'une d'entre elles avait le volume du poing), il y eut une amélioration notable en trois mois. La ciguë, selon M. Marteau, n'est un poison que par la quantité; à doses modérées elle peut être un fort bon remède. Je n'en connais pas, ajoute-t-il, qui l'égale pour guérir le vice scrofuleux (1). Stork, MM. Muteau de Roquemont, Dupuy de la Porcherie, Mazare de Cazelle, Lemoine, et une infinité d'autres ont publié dans les feuilles médicales des observations précieuses sur l'usage de la ciguë, à laquelle ils accordent beaucoup d'efficacité. M. Cominotto vante ses effets dans les indurations des mamelles, des testicules, du foie, des glandes axillaires et sous-maxillaires.

---

(1) *Journ. de méd., chirurg. et pharm.*, 1761; t. XIV, p. 124.

Il la recommande surtout contre le carreau (1). Des expériences minutieuses, et faites par un observateur habile, dans les hôpitaux où l'on reçoit les scrofuleux, seraient indispensables pour savoir enfin s'il faut ranger la ciguë parmi les antistrumeux énergiques.

M. Marteau a employé la *belladone* et la ciguë, et leur a attribué des succès qui tiennent du miracle (2).

La *digitale pourprée* a été essayée à l'hôpital de Gottingue sous l'inspection de M. Stromayer : on a guéri, en la donnant à l'intérieur, des écrouelles et des cancers au sein. On préparait avec l'esprit de vin et les fleurs une teinture pour l'usage interne, tandis que, pour l'extérieur, on employait la plante (3).

Les *chlorures*, et particulièrement celui d'oxyde de sodium, ont été mis en usage par M. Godier, qui a fait prendre à ses malades chaque jour à l'intérieur une pinte contenant un gros (quatre grammes) de la liqueur de Labarraque, dont un litre se compose de quatre onces (soixante-quatre grammes) de soude pure, combinée avec onze à douze litres de chlore gazeux. Mêlé à du cérat, le chlorure forme une pommade pour

---

(1) *Repert. med. di Turino*, juin 1824.

(2) *Journ. de méd., chir. et pharm.*, 1762 ; t. XVI, p. 466.

(3) *Journ. de méd., chir. et pharm.*, 1782 ; t. LXIX, p. 527.

l'usage externe. Voici trois faits que je choisis entre plusieurs et dont je n'indique que les points principaux: 1° un enfant de douze ans, scrofuleux, avait au cou une tumeur grosse comme un œuf de pigeon, et les ganglions mésentériques engorgés. Au bout de deux mois la tumeur disparut sous l'influence du cérat chloruré, employé en frictions. 2° Une demoiselle de seize ans, mal réglée, portait autour du cou un engorgement strumeux, gros comme un œuf de poule, et plusieurs petits. Ils avaient résisté au traitement par l'iode. On prescrivit les frictions avec le cérat chloruré, et l'on donna l'eau chlorurée en boisson. Au bout de huit jours il y avait eu une diminution rapide; après un mois, le volume était de moitié moindre; trois mois plus tard tout avait disparu, et la menstruation s'était régularisée. 3° Une jeune fille de treize ans, d'un bon tempérament, avait, près du lobe de l'oreille, deux petites tumeurs mobiles, grosses comme une amande. L'iode ayant échoué, le cérat chloruré les fit fondre en un mois (1).

Le *sulfure de carbone* ou carbure de soufre, cet excitant si énergique de la peau, serait, selon M. Cazenaud, l'antiscrofuleux infaillible (2).

---

(1) *Journ. génér.*, nov. 1829, p. 440.

(2) Il essaye en ce moment de l'opposer à la matière tuberculeuse.

Voici deux observations qui montrent l'activité de cette substance : Thérèse Philipin, âgée de vingt-deux ans, n'ayant jamais été réglée, bien développée du reste, portait au cou un chapelet de tumeurs, dont la plus petite avait le volume d'une noisette. Deux autres considérables occupaient l'aisselle gauche. L'iode et le me.cure, qui avaient été mal administrés et sans effet, avaient été abandonnés depuis plus d'un an. M. Cazenaud donna matin et soir quatre gouttes de la potion emménagogue de Mansfeld, qu'il put porter jusqu'à douze gouttes par jour. Le cinquième, les règles apparurent; les tumeurs diminuèrent à vue d'œil ; au bout de quinze jours il ne resta plus de traces de l'affection (1). Chez un enfant couvert d'engorgements écrouelleux et de croûtes sur la tête, les frictions faites avec le mélange d'une once (trente-deux grammes) d'axonge purifiée et un gros (quatre grammes) de sulfure de carbone, ont réussi, en cinq semaines, à faire disparaître les tumeurs, dont deux semblaient contenir du détritus liquide.

La *créosote* est-elle un médicament que l'on puisse opposer aux scrofules et à la matière tuberculeuse ? M. Reikenbach a publié en sa faveur les faits suivants : Un paysan, à Ober-Lo-

---

(1) Le rétablissement de la menstruation n'est sans doute pas étranger à une résolution aussi rapide.

tha, dont les glandes du cou étaient devenues aussi grosses que des œufs de poule, avait à la joue un ulcère scrofuleux de trois pouces (quatre-vingt un millimètres) de large; la moitié du nez était rongée. Cethomme avait employé inutilement la ciguë, les mercuriaux et d'autre remèdes de toutes sortes. Sa plaïe fut lavée avec de l'eau créosotée et recouverte de compresses imbibées du même liquide; les bords furent pansés avec de la créosote pure. L'écoulement du sang cessa de suite; la suppuration se tarit; les glandes revinrent à leur état naturel, et la guérison ne tarda pas à s'achever. Au même lieu, un cabaretier, âgé de quarante ans, portait aux talons deux trous qui s'étaient formés d'eux-mêmes, pénétraient jusqu'aux os et suppuraient depuis longtemps. De la charpie, mouillée avec de l'eau créosotée, fut introduite dans la plaie, et renouvelée plusieurs fois dans les vingt-quatre heures. Le malade fut guéri au bout de quatorze jours (1).

Le *charbon animal* a été essayé par M. Kuhn. Pour l'obtenir, on prend et l'on divise en morceaux deux parties de viande de bœuf, une de mouton et une d'os, le tout sans graisse. On les fait torréfier à un feu modéré, dans un tambour

(1) *Journ. des connaiss. méd.*, t. I, p. 124.

à café. Lorsqu'on aperçoit une petite flamme autour de la machine, on continue encore un quart d'heure environ. Si l'on prolongeait l'opération jusqu'à ce que la flamme ait disparu, on n'aurait qu'un charbon inerte pour l'usage médicinal. On pulvérise et l'on conserve; on mélange six parties de cette poudre et une de sucre; on en donne, matin et soir, gros comme un pois, que le malade avale avec un peu d'eau. Cette préparation agit fortement sur l'utérus; aussi est-elle nuisible, suivant M. Kuhn, aux femmes grosses. Quand elle provoque des sueurs nocturnes, il faut diminuer la dose. Chez les personnes bien portantes, le charbon animal produit l'engorgement des glandes mammaires et des parotides, qui disparaît spontanément. Si l'engorgement des glandes du sein préexiste à son emploi, il les résout, et finit par amener l'atrophie de l'organe. L'auteur attribue les vertus de l'éponge calcinée, non à l'iode qu'elle contient en si petite proportion, mais au charbon animal qu'elle produit (1). M. Speranza, de Parme, préfère de beaucoup cette substance, le charbon animal, à l'iode, dont elle a, dit-il, les propriétés résolutives, sans en avoir les inconvénients Indépen-

---

(1) *Journ. de méd. et chir, prat.*, t. 1, p. 68.

damment de l'usage interne, il recouvre les tumeurs scrofuleuses d'un mélange de charbon et d'huile d'olives (1). M. Baudelocque a donné ce médicament à des doses énormes, d'après les éloges et les indications de MM. Weise, de Leipzig, Gumbert, Wagner, Kuhn, etc. Jusqu'à ce que le contraire m'ait été démontré par le témoignage de mes sens, dit cet expérimentateur, je demeurerai convaincu que le charbon animal ne possède aucune vertu thérapeutique (2).

L'*huile de morue* (3), dont l'efficacité contre les scrofules est encore en litige, mérite de nous arrêter un instant. Depuis 1814, les journaux allemands n'ont cessé de parler des bons effets de ce médicament contre le carreau, les caries os-

---

(1) *Revue méd.*, 1836; t. II, p. 272. Je lis dans Gardien, à l'article de thérapeutique qu'il a joint à son *Traité des accouchements*, que M. Brewer a employé avec un grand succès les cataplasmes de poudre de charbon de bois, presque froids, mêlée à un peu de mie de pain. La suppuration des ulcères scrofuleux s'améliore bientôt; d'ichoreuse et âcre, elle devient blanche et épaisse (t. IV, p. 476). Mais ici le charbon agit par sa vertu absorbante, et, dans le cas de M. Speranza, ce serait par une action résolutive qu'il serait recommandable.

(2) *Étud. sur les mal. scrof.*, p. 470.

(3) *Oleum jecoris aselli.*

seuses, les tumeurs blanches, le rachitisme. M. Brefeld, de Hamm, a publié une monographie à ce sujet, en 1835. Il y expose d'une manière détaillée une série de faits d'après lesquels il se croit autorisé à regarder l'huile de morue comme le remède le plus efficace contre la maladie scrofuleuse. M. Taufflieb, médecin à Bar-le-Duc, est le premier, en France, qui ait essayé d'attirer l'attention sur ce remède à peu près inconnu de nous, par quelques faits intéressants. Une petite fille de six ans était affectée d'une carie des os du tarse, qui s'amenda un peu sous l'influence de l'iode; mais les fistules ne se fermèrent ensuite que sous celle de l'huile de morue. L'auteur croit que, de même que l'iode agit plus spécialement sur les scrofules des parties molles, de même l'huile de morue a plus de prise sur les scrofules des os. Aux malades qui ne peuvent s'accoutumer au goût de ce remède, on peut le donner en demi-lavements dans une décoction d'amidon. On associe à son administration un traitement général (1). M. Roche a com-

---

(1) *Gazette médicale*, 1837, p. 502; et 1834, p. 292.— Une remarque sur laquelle je dois insister, quoique quelques médecins m'aient dit que les enfants s'accoutumaient assez bien à l'huile de morue, c'est qu'il est très-important, pour l'administration générale d'une

muniqué à la Société de médecine de Paris l'histoire d'un jeune Hollandais, parvenu au dernier degré de rachitisme, qui fut, à la demande de son père, soumis par M. Bretonneau à l'usage de l'huile de foie de morue, et guérit avec la plus grande rapidité (1).

On l'administre à l'intérieur à la dose d'une cuillerée à café, matin et soir, et progressivement jusqu'à la dose de deux onces ou trente grammes et plus. Celle qui est brune est la plus active, comme aussi la plus empyreumatique. Si l'on fait la part des conditions hygiéniques qui ont pu se rencontrer d'une manière favorable, et influer sur le traitement de la maladie qui nous occupe, maladie que les médecins précités ont vue s'améliorer et guérir, est-ce bien au médicament lui-même qu'il faudra en attribuer les honneurs ? Et si l'hygiène n'a pas le mérite de la cure, ne sera-ce pas à un principe qui serait

---

substance médicamenteuse, surtout quand il s'agit de la continuer longtemps, qu'elle soit d'un emploi commode, d'une saveur le moins désagréable possible. Quant aux lavements, je doute qu'ils puissent remplacer l'ingestion de l'huile de morue; car l'intestin rejette au moins aussi souvent que l'estomac les substances qu'on y injecte, surtout lorsqu'elles sont sous forme huileuse.

(1) *Journ. de méd. et de chir. prat.*, t. VIII, p. 102.

contenu dans l'huile, et à la combinaison de ce principe avec elle, que l'amélioration devra être attribuée? M. Stopffer, pharmacien à Hanau, et M. Gauzman, d'Atens, ont tous deux découvert de l'iode dans le liquide en le purifiant. L'huile d'une couleur foncée paraît en contenir davantage que celle qui est plus blanche (1).

Les *préparations mercurielles* ont été longtemps accréditées contre les maladies strumeuses, quoique plusieurs auteurs les aient rangées parmi les causes de ces affections. Le traitement particulier préconisé par Bordeu, MM. Charmeil, Akenside; celui qu'ont vanté Bouvard, Portal et Salmade, ont pour base, ou le mercure divisé, appliqué en frictions, ou le sulfure noir, ou le muriate suroxygéné de mercure, ou le sirop de *Belet*. Ces préparations étaient associées par Bordeu à des eaux minérales sulfureuses, celles de Barèges entre autres (2). Akenside les donnait en même

(1) *Journ. des connaiss. méd.-prat.*, t. III, p. 123. Extrait du *Journ. de pharm.*, par M. Vée, qui donne également l'analyse du travail de M. Gouzée, d'Anvers, sur l'huile de raie, qu'on administre comme celle de morue, et dans les mêmes circonstances.

(2) M. Cantu, de Turin, a prouvé la présence de l'iode à l'état d'hydriodate dans les eaux minérales sulfureuses, surtout dans celles d'Aix, en Savoie, et dans celles de Castel-Nuovo, d'Asti, qui en contiennent le plus (*Archiv.*, t. VI, p. 273. — *Mém. de l'Acad. de Turin*).

temps que le quinquina et la ciguë. Le sulfure noir, uni à cette dernière substance, à l'ipécacuanha, à la magnésie, a été employé par MM. Hufeland, Charmeil, Dumoulin, Baudelocque. Il ne produit point la salivation ; mais il est d'une action lente, faible, incertaine, et ne convient, dit ce dernier observateur, que dans les scrofules légères. — Le mercure, à hautes doses, ne pouvait être oublié par les médecins de la Grande-Bretagne : et c'est après de longues expériences et de mûres réflexions, que M. O'Beirne a été conduit à penser que la période aiguë de l'affection scrofuleuse de la hanche et du genou (coxalgie) pouvait être arrêtée par une mercuralisation rapide. Il a bien su apprécier qu'il fallait promptement saturer le malade de mercure, puis suspendre tout à coup le médicament, et non pas l'administrer graduellement et sans méthode, moyen, suivant lui, plus pernicieux que salutaire. C'est ce traitement que M. Graves a appliqué, par analogie, à l'inflammation scrofuleuse des poumons dès son début : tantôt, dit-il, la phthisie se glisse dans toute l'économie d'une manière si lente et si insidieuse, que les symptômes pulmonaires ne sont que secondaires, car ils ne se déclarent qu'après que toute l'organisation a été infectée par la diathèse scrofuleuse ; tantôt elle éclate subitement et fait de rapides progrès qu'on ne peut méconnaître. Si l'auteur a eu deux cas de non-succès, il a, en revanche, s'il fallait l'en croire, arrêté tant d'autres phthisies dès leur origine, qu'il croit devoir publier sa méthode de traitement comme une des plus puissantes ressources contre cette terrible maladie (1). Dès le moment que M. Graves a vu guérir tant de phthisiques, j'y crois;.... mais, si je l'avais vu moi-même, *je n'y croirais pas* (2)!

Il est sans doute bien des cas où la médication par le mercure est fort utile; mais ces cas sont difficiles à préciser. On a vu des ozènes que l'on a dit scrofuleux guérir par des frictions mercurielles. Elles furent employées avec beaucoup de succès à la Clinique chirurgicale de la Faculté de Berlin, sur plusieurs scrofuleux affectés d'ozènes excessivement fétides, et qui avaient résisté, pendant des années, à une foule de remèdes tant internes qu'externes (3). Si l'on pouvait soupçonner chez certains malades que le virus syphilitique est associé à la diathèse strumeuse, qu'il est le levain qui l'excite ou détermine ses funestes effets, c'est alors que les mercuriaux seraient bien indiqués. Dans tous les cas, ces préparations s'emploient comme remèdes fondants, en friction

---

(1) Extrait du *The continent and britisch review*, 1837 (*Journ. des connaiss. méd.-chir.*).

(2) Fontenelle.

(3) *Revue méd.*, 1830, t. I, p. 143.

sur la tumeur scrofuleuse ; elles réussissent assez constamment, lorsqu'on les fait alterner avec d'autres moyens. Nous verrons, en effet, que, dans cette maladie, une bonne médication consiste à substituer de temps en temps aux meilleurs spécifiques quelques autres remèdes dont l'action est analogue, pour revenir aux premiers, après quelque durée de leur suspension (1). On administre encore diverses préparations dont le mercure est la base, en lotions sur les phlogoses strumeuses chroniques ; en injection, en bains : on les donne aussi à l'intérieur. Le calomel et le sublimé jouissent d'une certaine réputation à cet égard. Enfin, on s'en sert en qualité d'escharotique, dans les cas de fistules et d'ulcères scrofuleux. Les ulcérations anciennes de ce genre sont presque toujours entretenues, selon M. Ordinaire, par le décollement de leurs bords, lesquels, amincis et dénudés, s'avancent plus ou moins sur le fond de la plaie, et s'opposent ainsi à la cicatrisation. L'ablation ou la cautérisation sont indispensables. La première, qui nécessite l'emploi de l'instrument tranchant, répugne aux

---

(1) La même indication thérapeutique se rencontre, du reste, pour la plupart des affections chroniques, celles surtout où l'absorption doit être mise fortement en jeu.

malades qu'elle effraye, et ne change rien à la nature de l'affection : la cautérisation avec le nitrate d'argent fondu est lente et douloureuse. Le deutochlorure de mercure, caustique le plus actif et le plus facile à graduer, le plus innocent sous le rapport des suites de son absorption, est le seul convenable, dans toutes les circonstances semblables (1) ; on l'emploie en poudre sèche. Le médecin que je viens de nommer cite plusieurs observations d'où il résulte que le sublimé corrosif, ou deutochlorure de mercure, a singulièrement hâté la cicatrisation de vieux ulcères scrofuleux, ou de fistules chroniques du même type. Pour celles-ci, il parcourt leur trajet avec une sonde cannelée chargée de la poudre mercurielle qu'il y dépose, et recouvre ensuite l'ouverture du trajet d'un morceau de dyachilon gommé, pour recommencer l'opération environ vingt-quatre heures après, jusqu'à ce que le caustique ait attaqué toute la partie malade (2). Mais j'anticipe trop sur ce que j'ai à dire du traitement chirurgical. Je reviens à la médecine.

En résumé, le mercure, comme excitant du système lymphatique, dans ses ramifications et

---

(1) Il passe à l'état de calomel.

(2) *Journ. de méd. et de chir. prat.*, t. V, p. 118.

ses glandes, hâte la résolution ou la suppuration des engorgements strumeux, suivant leur degré d'altération; mais il a, comparé à d'autres antiscrofuleux que nous allons étudier, l'énorme désavantage d'altérer profondément l'organisme, s'il est administré longtemps, surtout à hautes doses, de disposer à un état cachectique, et d'occasionner des salivations profondément préjudiciables à la physiologie de la bouche.

L'*or* est connu depuis les siècles les plus reculés. De tout temps aussi, il a été employé contre les maux les plus rebelles. Puisque les excréments de chien avaient une valeur thérapeutique dans la *chirurgie* de Vigo (1), pourquoi l'or n'aurait-il pas eu la sienne? C'était une de ces réputations usurpées, accréditées sans discernement, sans raison d'efficacité, auxquelles participaient tous les corps connus de l'homme, depuis le sable du désert jusqu'aux étoiles du firmament. Il faut passer par-dessus les éloges et les combinaisons dont ce métal précieux a été l'objet de la part des Pitcairn, des Darius, des Lavigne; il faut rendre hommage aux bonnes intentions de M. Lalouette, et arriver aux travaux de M. Chrestien : alors seulement on voit surgir des prépa-

(1) En 1610.

rations aurifères d'une action vraiment héroïque, et dont la puissante efficacité contre la syphilis et les scrofules est constatée par des observations innombrables. A la première vue historique, on comprend que l'or doit être un agent médicinal très-actif, car il a eu de violents et opiniâtres dépréciateurs. Quelques-uns, tout en affirmant que sous leurs yeux les préparations aurifères du médecin de Montpellier ont fait résoudre des engorgements de toute espèce, disparaître en grande partie des exostoses considérables; « qu'elles ont guéri des caries, fait cicatriser de vieux ulcères, mis fin à des douleurs ostéocopes intolérables, dissipé d'anciennes ophthalmies, des maux de gorge opiniâtres, des dartres et d'autres éruptions jusque-là rebelles à toutes les applications » (1); quelques-uns, dis-je, mettent l'or dans la classe des agents problématiques !.... A ce sujet, le rapport de M. Percy est écrit trop spirituellement pour qu'il puisse influencer même ceux qui n'ont lu que lui. En février 1837, un *Rapport de l'Académie des sciences* (2) s'exprime ainsi : « M. Legrand est le premier qui ait soumis un grand nombre de scrofuleux au seul traitement par les préparations d'or.... Les acci-

---

(1) Rapport académique de M. Percy (1814).

(2) Commissaires, MM. Duméril et Roux.

dents se sont dissipés par le seul usage de la méthode aurifère.... Tous les faits propres à M. Legrand sont empreints d'un caractère d'exactitude et de vérité qui permet de les adopter ; et nous-même, dit M. Roux, le rapporteur, nous avons été témoin de semblables effets. Les recherches de M. Legrand, quoique n'ayant trait encore qu'aux scrofules des parties molles, mettent en relief une méthode dont les effets thérapeutiques étaient alors fort contestés (1). » Aujourd'hui, il est bien avéré que l'or agit très-activement sur l'économie animale. Quatre grains (vingt centigrammes) de cette poussière impalpable, employée en frictions sur la langue et les gencives, produisent tantôt d'abondantes évacuations alvines, tantôt, mais plus rarement, des sueurs copieuses. « Nous nous sommes, dit M. Percy, assuré de la réalité de ces différents et singuliers effets (2). » Les combinaisons de l'or avec un acide, l'acide hydrochlorique, par exemple, ont une activité bien plus grande en-

---

(1) *Journ. des connais. médico-chir.*, 1837, p. 220.—M. Legrand a, depuis cette époque, continué ses travaux, et l'or paraît aussi recommandable dans les affections strumeuses des os que dans celles dont je viens de parler.

(2) Ancien rapport. Commissaires, MM. Deschamp, Percy et Thénard.

core, puisqu'il suffit d'employer un vingtième de grains. Avant d'aller plus loin, je ferai remarquer qu'aucun observateur, avant M. Chrestien, n'ayant fait ou recueilli sur l'administration de l'or et ses effets un aussi grand nombre de faits et de recherches; il est de l'intérêt de l'art d'accepter sans modification la formule de ces préparations qui ont eu des succès si remarquables entre ses mains, jusqu'à ce qu'on ait trouvé, pour y substituer, quelque autre recette plus simple, et qui compte autant de preuves d'efficacité. Le professeur de Montpellier a surtout employé celle qui portait le nom de muriate triple d'or et de soude, et qu'on désigne aujourd'hui sous celui de *chlorure d'or et de soude*. La préparation en est longue et minutieuse. Je n'ai pas besoin de la rapporter.

M. Porché, de Montpellier, assure que le *cianure d'or* est beaucoup plus efficace que le chlorure; mais les observations manquent encore pour étayer convenablement cette assertion (1).

Les préparations aurifères, et spécialement l'or pur porphyrisé, ou réduit chimiquement en poudre fine, de même que le chlorure de ce métal et de soude, agissent à la manière des exci-

(1) *Journ. des connais médic.-chir.*, t. I, p. 365.

tants généraux énergiques. Leur mode d'action a beaucoup d'analogie avec celui du mercure, du brôme et de l'iode. Ils présentent cela de particulier et d'avantageux, qu'il n'en faut que des doses infiniment petites; qu'ils occasionnent spécialement des sueurs excessives, des déjections alvines très-considérables, et quelquefois des salivations qui, toujours douces, modérées et tardives, indiquent une guérison prochaine, ce qui n'a pas lieu pour le mercure(1). Une longue expérience a démontré que l'action de l'or était, contre les scrofules, plus sûre et plus efficace que celle du mercure, égale au moins à celle de l'iode. Quand elle ne serait point supérieure à cette dernière, ce métal n'en serait pas moins un antistrumeux indispensable, puisqu'il est bien avéré que le meilleur spécifique de cette redoutable affection perd toute son activité contre elle par un usage soutenu, et qu'il devient d'une utilité absolue de lui donner un succédané, comme je l'ai indiqué plus haut.

On emploie la poudre d'or en frictions sur la langue ou les gencives, à la dose de quelques grains matin et soir; on l'incorpore dans du sirop de gomme pour en enduire certains ulcères, et dans de l'axonge, pour exercer des frictions sur

---

(1) Chrestien p. 117.

quelques engorgements. On emploie également cette poussière par la méthode endermique. Le chlorure d'or et de soude, moins dispendieux que l'or pur, et beaucoup plus actif, s'administre à la faible dose d'un vingt-quatrième à un douzième de grain (trois à cinq milligrammes) dissous dans de l'eau distillée, incorporé à des pilules, ou mêlé à de l'amidon. On le donne, tantôt intérieurement, tantôt par la méthode iatraleptique. De nombreuses observations ont démontré que la recommandation faite au malade, par MM. Gozzi et Percy, d'avaler sa salive, lorsqu'on emploie les frictions sur la muqueuse buccale, n'est pas indispensable.

Les détails généraux qui conviennent à la thérapeutique au moyen de l'iode dont je vais m'occuper s'appliquent également à celle de l'or; c'est pour cela que je m'abstiens d'entrer ici dans des descriptions particulières.

En résumé, je pense que le traitement par l'or et ses composés, secondé par les précautions hygiéniques indiquées dans le commencement de ce travail, devra être très-efficace contre la maladie scrofuleuse, et qu'il sera certainement moins dispendieux que celui par l'iode. Voici le résultat de six observations, publiées en 1835, par M. Chrestien, qui constatent l'efficacité du médicament contre des affections dont on ne peut méconnaître le caractère strumeux, aux détails qui les accompagnent. Tous les sujets portaient des tumeurs blanches plus ou moins anciennes du genou, de la hanche ou du coude; quelques-unes étaient compliquées de fistules et même de carie; en outre, la plupart des sujets présentaient d'autres indices de la diathèse scrofuleuse, tels que des coryza, des engorgements des glandes lymphatiques du cou, des aines, etc. Ces six malades furent tous guéris d'une manière durable (il y a plus de quatre ans qu'ils n'ont pas présenté le moindre symptôme de récidive), en un espace de temps qui varie de trois à cinq mois et demi. En général, le traitement consistait en frictions sur les gencives faites avec le chlorure d'or, à la dose de un dix-huitième à un neuvième de grain; on donnait souvent aussi à l'intérieur de l'oxyde de même métal, précipité par l'étain (stannate d'or), et associé au chocolat, sous forme de pastilles. Dans la plupart des cas, on faisait usage d'une pommade composée de six grains à un gros de ce même métal par once d'axonge (trois décigrammes à quatre grammes sur trente-deux d'excipient). Les doses nécessaires pour la guérison furent de neuf à onze grains de chlorure, de dix à douze d'oxyde à l'intérieur, et de dix à vingt d'oxyde en frictions (1) (cinq à dix décigrammes).

Le *brôme*, découvert en 1826, a été reconnu

---

(1) *Journ. des connais. méd.-chir.*, t. III, p. 335 (extrait par M. Belloc).

par M. Barthez pour avoir avec l'iode une grande analogie d'action. M. Porché, qui l'a essayé le premier contre les scrofules, l'a vu parfaitement réussir. Chez deux sujets d'une constitution lymphatique, des tumeurs strumeuses se sont résolues sous l'influence de frictions faites avec une pommade d'hydrobromate de potasse ou de cataplasmes arrosés d'une solution aqueuse de brôme. Chez un troisième malade, l'engorgement scrofuleux des testicules et une otorrhée ancienne ont guéri. Par les mêmes moyens, et le brôme à l'intérieur, un goître énorme, en voie de traitement (à l'époque où l'observation a été publiée), a perdu les deux tiers de son volume. M. Porché fait préparer pour l'usage interne une solution, dont la formule est d'une partie de métal dans quarante d'eau distillée (1) : ce médicament est peu employé, comme si nous avions des antiscrofuleux de trop !...

L'*iode*, malgré les assertions de M. Kuhn au sujet de l'éponge calcinée, qu'il ne considère comme active qu'à raison du charbon animal qu'elle fournit ; malgré les timides recommandations de MM. Hanck, les restrictions de M. Voisin, les observations de MM. Berkun, Pasquier,

(1) *Revue méd.*, t. III ; 1828, p. 457.

Blaud, Brody, Miquel, Sanson et Hufeland, possède assurément une grande puissance d'action contre la maladie scrofuleuse. Les expériences de M. Lugol et de M. Baudelocque, parce qu'elles sont nombreuses, méthodiques et suivies, mettraient seules ce problème hors de doute, malgré M. Speranza et son charbon animal, si la science ne possédait pas une foule d'observations exactes qui forcent la conviction. L'auteur des belles *études* sur la maladie qui m'occupe administre ce médicament avec succès. Sur un nombre considérable d'enfants qu'il a traités, jamais il n'a vu survenir d'accidents fâcheux. Beaucoup d'autres praticiens le donnent à des doses assez élevées sans avoir à s'en repentir ; j'ose à peine me citer (1).

L'action de l'iode sur l'économie animale est

---

(1) Mon père, dont l'expérience médicale reposait sur de fortes et continuelles études, secondées par un bon jugement, accordait à l'iode une grande confiance. Il l'employait avec succès contre les goîtres les plus volumineux, et contre les scrofules, soit à l'Hôtel-Dieu de Clermont, soit dans sa clientèle privée. J'ai sous les yeux un grand nombre d'observations d'engorgements strumeux de la glande thyroïde qu'il a rapidement guéris par des frictions avec l'hydriodate de potasse et l'axonge employées avec hardiesse et sans aucun résultat fâcheux.

dite *spécifique.* Lorsqu'on l'administre (1) avec des précautions convenables à un scrofuleux dont l'estomac est sain, on observe bientôt que l'appétit augmente; que les fonctions vitales prennent un certain degré d'énergie; que l'assimilation s'opère promptement, et qu'enfin les exhalations deviennent plus actives. Plus tard, que ces signes d'action soient bien appréciables, ce qui n'est pas rare, ou qu'ils ne le soient pas du tout, d'autres phénomènes frappent les sens des plus prévenus. Ainsi les engorgements, les tumeurs, les ulcères strumeux, se modifient; les uns diminuent de volume, quelquefois très-rapidement, et disparaissent par résolution, ou bien suppurent s'ils étaient à un degré trop avancé de maturité; les autres prennent un aspect plus favorable; leur sécrétion s'anime, devient plus louable, ne tarde pas à se tarir, et la surface se cicatrise. En même temps l'extérieur du malade a été profondément modifié, et progressivement la disposition à la scrofule cesse de se montrer. L'iode seul, ou alterné avec des médicaments analogues, peut-il guérir une affection strumeuse invétérée? Je ne le pense pas, car il faudrait pour cela qu'il eût

(1) J'ai entendu avec peine M. Gerdy affirmer que cette substance n'avait jamais, pas plus qu'aucune autre, procuré le moindre résultat utile, dans l'affection scrofuleuse. Cette *drogue,* qui selon lui irrite si violemment l'estomac, devrait disparaître de la matière médicale!

une action neutralisante sur la cause elle-même de la maladie, ce qui est loin d'être prouvé.

M. Lugol, qui, le premier, a assis un traitement complet des affections strumeuses par l'iode, a publié une série de mémoires où sont formulées les préparations tant internes qu'externes qu'il emploie, et qu'on peut réduire aux suivantes (1) :

Solution iodurée caustique.

℞ Iode,	℥j	32	grammes.
Iodure de potassium,	℥ij	64	—
Eau distillée,	℥iij	100	—

On peut l'employer pour l'usage interne et pour les applications extérieures, suivant son activité, qu'on règle à volonté. Ainsi, dans six onces (deux cents grammes) d'eau distillée ou

(1) En 1829-30-31. Ces mémoires sont accompagnés du rapport très-favorable de l'Académie des sciences. Il est à propos de rappeler ici que c'est à M. Coindet, de Genève, que l'on doit la première et heureuse application de ce remède aux cas qui nous occupent, aussi bien qu'aux goîtres; mais son usage remonterait bien plus haut, si l'on en croit l'Encyclopédie japonaise. M. de Paravey y a trouvé quatre plantes marines du genre des fucus, indiquées pour guérir le goître; or les fucus ne doivent leur action antistrumeuse qu'à l'iode qu'ils contiennent (note communiquée à l'Académie des sciences en janvier 1834).

non, une, deux, trois gouttes, etc., de ce liquide donnent les divers degrés *rubéfiant*, *peu excitant*, *très-excitant*. En général, les couleurs de ces degrés vont d'un jaune très-clair à un rouge très-foncé.

Pommade iodurée.

℞ Iode,	gr. ij	6 décigram.	
Iodure de potassium,	ʒ j	4 grammes.	
Axonge,	℥ iij	100	—

On augmente l'action de cette pommade en ajoutant de l'iode jusqu'à concurrence de vingt-quatre grains (douze décigrammes), et de l'iodure de potassium jusqu'à trois gros (douze grammes) successivement, de manière à produire trois degrés de force, la quantité d'axonge restant la même.

Pommade de proto-iodure de mercure jaune-serin ou verte.

℞ Proto-iodure de merc.,	ʒ j	4 grammes.	
Axonge récente,	℥ iij	100	—

On rend cette préparation plus active par l'addition du proto-iodure de mercure jusqu'à la dose de trois gros (douze grammes), celle de l'excipient restant la même.

La solution caustique se donne par gouttes, une ou plusieurs fois par jour. On commence par une goutte, le matin à jeun, dans un verre d'eau édulcorée avec un sirop. La dose est la même pour le soir. Chaque semaine on augmente d'une goutte par jour, et l'on porte ainsi le médicament jusqu'à six dans les vingt-quatre heures.

On peut préparer une eau minérale iodurée avec six onces (deux cents grammes) d'eau distillée, et six gouttes de la solution caustique. On obtient ainsi un liquide d'une transparence parfaite, d'une belle couleur orangée, d'une longue conservation, qui plaît aux enfants, surtout si elle est un peu sucrée, mais seulement peu d'instants avant l'administration. On la prescrit par quart de verre, en augmentant peu à peu la dose. Pour les enfants au-dessous de six ans, on débute par de petites cuillerées. Si l'appétit, que l'iode provoque ordinairement, venait, au contraire, à diminuer, ou s'il survenait des superpurgations, on suspendrait le remède.

On emploie les pommades iodurées en frictions sur les tumeurs strumeuses, tuberculeuses et osseuses. On s'en sert pour panser les ulcères tuberculeux cutanés, la scrofule esthiomène, et les orifices externes des fistules scrofuleuses.

On fait usage à l'extérieur des divers degrés de la solution iodurée, en commençant par le plus faible pour arriver graduellement au plus énergique. Le premier s'emploie, dans les cas d'ophthalmie, préférablement à la pommade;

l'on fait ainsi des injections, des douches et des bains locaux oculaires. Le second, dans les rhinites, l'ozène, les fistules. Avec le degré rubéfiant, on peut faire des attouchements excitants sur toute espèce d'ulcères, de fistules, même dans le cas d'affection des paupières et de conjonctivite chronique. On peut alors tremper dans la solution un plumasseau ou un morceau d'amadou, et l'étendre sur la surface palpébrale, sur ses angles et sur la sclérotique. Les applications, qui ne se répètent que deux ou trois fois par semaine, rendent les cicatrices plus lisses. On emploie encore les mêmes solutions en en versant quelques gouttes sur des cataplasmes très-chauds, dans les cas de tumeurs rebelles.

Pour obtenir des bains iodurés, des injections, on ajoute une certaine quantité de solution à la quantité d'eau nécessaire pour l'usage auquel on la destine, jusqu'à ce qu'elle soit jaunie un peu fortement. Les degrés d'activité peuvent varier à l'infini (1). Après une immersion plus ou moins prolongée, une excitation très-vive se manifeste ordinairement, et produit des effets favorables. L'action du bain n'est pas en

---

(1) On ne doit pas oublier qu'il ne faut faire usage que de baignoires en bois ; plus elles servent, moins il se forme d'acide hydriodique (mémoires de Lugol).

rapport avec la faible quantité de solution qu'on emploie : elle est bien plus forte. Aussi, elle rubéfie la peau, la rend parfois écailleuse, la teint en jaune jusqu'à la fin du traitement. On peut prendre aisément jusqu'à trois bains et plus par semaine (1).

On a uni l'iode au quinquina. M. Rey, de Londres, vante beaucoup le mélange de dix onces (trois cent dix grammes) de décoction de cette écorce à quatre-vingt-dix gouttes de teinture d'iode, dont on prend deux cuillerées à bouche trois fois par jour (2).

Plusieurs accidents fâcheux survenus à la suite de l'administration d'une trop forte dose d'iode, et même de son usage intempestif ou trop prolongé, avertissent que son emploi exige de la prudence, comme celui de la plupart des agents énergiques qui composent la matière médicale (3). Cependant, des exemples d'une grande

---

(1) Pour diminuer la dépense de cette médication, M. Rienzi indique le moyen de retirer à l'état de pureté l'iode employé dans les bains (*Revue méd.*, 1838, t. I, p. 211).

(2) *Arch. gén. de méd.*, 1833, t. III, p. 328 (*The Lond. med. gazette*).

(3) Ses effets ont été meurtriers dans des cas de cachexie scrofuleuse, accompagnée de symptôme fébriles

tolérance pour ce médicament s'observent quelquefois, et on ne lit pas sans étonnement parmi ceux qu'a observés M. Forget, l'histoire d'un individu qui a pris en quarante-huit jours, sans éprouver ni accident ni amélioration, la dose énorme de six onces (cent quatre-vingt dix gr.) d'iode (1). M. Buchanan n'a pas été moins hardi que l'habile expérimentateur de Strasbourg, et a remarqué des effets négatifs analogues. Il a reconnu que l'iodure d'amidon est, pour cette substance, la préparation la plus bénigne ; puis vient l'acide hydriodique, et enfin l'iodure de potassium, qu'il regarde comme la plus active (2).

Un traitement complet par l'iode consiste à l'administrer, ou ses préparations, à l'intérieur, en même temps qu'on fait prendre au malade des bains iodurés, ou tout au moins qu'on lui fait

---

et d'amaigrissement (Joly, *Revue méd.*, 1835, t. III, p. 221). Voy. dans le *Journal complémentaire*, t. XXXV, p. 359, l'excellent article de M. Jahn sur la maladie iodique, ou les désordres qu'entraîne l'emploi trop longtemps continué de l'iode.

(1) *Journ. des connais. méd. pratiq.*, t. VI, 240 (extrait du *Bull. de thérap.*, 1836).

(2) *Gazette méd.*, 1837, p. 2. *Mémoire sur les effets physiologiques et thérapeutiques de l'iode à hautes doses.*

pratiquer des frictions avec une pommade ou des embrocations de même nature. « L'emploi extérieur m'a paru, dit M. Baudelocque, seconder merveilleusement les effets de son usage intérieur (1). »

Un fait remarquable, c'est que l'application d'une pommade iodurée (iodure de potassium, iodure de plomb, iodure de fer, proto-iodure de mercure) est promptement suivie d'une diminution sensible de l'engorgement (2). Mais alors le mal que l'on espérait voir bientôt disparaître reste stationnaire: si l'on a recours à une autre pommade, on voit la résolution de la tumeur marcher de nouveau, pour s'arrêter ensuite, ou au moins faire des progrès très-lents, jusqu'à ce qu'on ait encore changé les préparations (3).

---

(1) *Étud. sur la mal. scrof.*, p. 262.

(2) MM. Bourgeois et Meslier emploient souvent l'iodure de fer à l'intérieur; mais il se décompose facilement si on n'a pas le soin de le préparer avec certaines précautions que je ne m'arrêterai pas à décrire (*Acad. de méd.*, 1836).

(3) Baudelocque, p. 264.—Ce n'est pas une raison pour abandonner trop vite un médicament et lui en substituer un autre, comme j'ai vu quelques médecins le faire par une complaisance nuisible, ou plutôt par une inconcevable versatilité de caractère. Outre l'inconvénient de ne point obtenir d'effets d'une médication à tout instant interrompue, cette manière d'agir me semble très-préjudiciable à la véritable expérience.

Les effets singuliers que l'on observe dans l'action de l'iode et de quelques autres substances actives à l'extérieur ont probablement leurs analogues dans le traitement interne. Aussi conseille-t-on de faire alterner l'usage de la teinture iodurée avec les autres préparations de ce métal, quand bien même les unes seraient moins efficaces que les autres. M. Baudelocque n'approuve pas la solution caustique, excepté pour lisser, comme je l'ai dit, les cicatrices. Plusieurs autres observateurs ont vu, comme lui, que, pour cautériser, l'azotate d'argent lui est préférable. Les injections d'eau iodurée dans les trajets fistuleux ne sont pas d'une efficacité bien reconnue.

La disposition de ces trajets, leur état de fistules, contribue autant peut-être à leur durée que la cause qui les a fait naître. Les bains d'iode ont exercé une influence remarquable sur la suppuration. Toujours elle a été notablement diminuée. A la sortie du bain, les ulcères sont rétrécis, comme desséchés: ils semblent au moment d'être guéris; mais dans la journée ils s'humectent; la sécrétion du pus, momentanément suspendue, reparaît, mais avec moins d'abondance (1). A

---

(1) Observations faites à l'hôpital des Enfants. *Revue méd.*, 1832, t. I, p. 31.

peine les malades ont-ils commencé l'usage des bains d'iode, que l'on voit diminuer d'une manière très-sensible la consommation du linge à pansements. « La religieuse de la salle, ajoute M. Baudelocque, que j'aime à citer, me faisait remarquer qu'au lieu de quatre cent compresses que l'on employait chaque jour, on en salissait à peine le quart, depuis l'administration de ces bains (1). Les irrigations perpétuelles d'eau iodurée, suivant les procédés de respergation mis en usage par M. Cazenaud, ont un avantage essentiel sur les immersions, sur les lotions et les injections, en ce qu'elles sont des courants en pluies ou en douches, à effet continu, nuit et jour, aussi opiniâtres pour la guérison que la diathèse l'est pour la maladie. Ces courants balayent la surface morbifique et hâtent singulièrement la guérison. L'eau qu'on emploie à cet usage doit contenir beaucoup moins d'iode et d'iodure que pour les bains (2).

M. Baudelocque a essayé de faire respirer la vapeur d'iode à l'aide de l'ingénieux appareil de

---

(1) *Revue méd.*, 1832, t. IV, p. 230. *Mém. sur la mal. scrof.*

(2) Ce médecin m'a communiqué la description d'un appareil très-portatif, qu'il nomme *respergeur*, et qui sert à lancer un liquide pendant un temps presque indéerminé, avec une vitesse variable.

M. Richard Desruez. Ce moyen a paru exciter la suppuration des plaies. On mettait dans le vase un dix-huitième de grain (trois milligrammes) du médicament, et l'on portait la température de l'eau de quarante à cinquante degrés Réaumur. Si la dose était élevée à un quinzième de grain (quatre milligrammes), la toux survenait. Cette méthode a été abandonnée comme à peu près inutile (1).

Il me reste à examiner quelques autres substances qui ne nous arrêteront pas aussi longtemps que les précédentes. La *liqueur de Kœchlin*, ou hydrochlorate de cuivre ammoniacal, dissous dans l'eau distillée, à la dose d'un gros (quatre grammes) pour dix onces (trois cents grammes) d'eau, est un médicament qu'on a trop vanté contre la scrofule. Il est doué pourtant d'une certaine activité. Cette liqueur, dont M. Baudelocque signale les dangers, n'a pas eu entre ses mains la grande efficacité qu'on lui attribue. Il pense qu'on ne doit jamais en faire la base d'une méthode de traitement, et qu'il faut la réserver pour les cas dans lesquels ont échoué d'autres

---

(1) Je crois qu'elle aurait été préférable si on eût appliqué ce moyen d'atmidiatrie, non pas au poumon, mais à la peau, dans certains cas où les bains étaient peu convenables.

moyens beaucoup moins dangereux et ordinairement plus actifs (1).

M. Pelletier s'exagère le danger de l'*hydrochlorate de baryte,* parce qu'il a été trompé par des observations où il avait été administré en potion, sans qu'on mît les intervalles recommandés par le médecin. Crawfort, et plus tard Pinel, ont fait beaucoup d'essais de ce médicament sur des enfants scrofuleux. Il a eu de bons résultats dans beaucoup de circonstances (2). M. Baudelocque a fait choix d'une solution dans la proportion d'un grain (cinq centigrammes) d'hydrochlorate de ce sel par once (trente-deux grammes) d'eau distillée. Il en fait prendre deux ou trois grains (dix à quinze centigrammes) par jour. Ce remède possède, selon lui, des propriétés incontestables contre la maladie strumeuse. Il est surtout précieux chez les enfants, par la facilité de son administration (3).

L'*hydrochlorate de chaux,* proposé par Fourcroy, est préféré au précédent par M. Patran.

La *poudre de Sancy*, dont plusieurs observations remarquables, publiées dans la *Revue médicale*, prouvent l'efficacité peu ordinaire, surtout

---

(1) *Étud. sur la mal. scrof.*, p. 467.

(2) *Nosograp. philosop.*, t. III, p. 345.

(3) *Étud. sur la mal. scrof.*, p. 507.

contre le goître, est un remède secret dont la formule a été communiquée par la dame de Sancy à un marchand de toiles en Bretagne (1). Cette poudre, qui a reçu l'approbation de l'Académie de médecine, a réussi plusieurs fois là où l'iode avait échoué (2).

L'*arséniate de soude* à haute dose, d'un sixième (un centigramme) à trois quarts de grain (quatre centigrammes) a produit quelques guérisons contre l'opiniâtre esthiomène.

Enfin l'*électricité* en bains, en frictions, en étincelles, l'électricité, sur laquelle on avait tant compté, et qui jusqu'à présent a si peu répondu à l'attente générale, ne doit pas être pour cela entièrement exclue de la thérapeutique de la maladie que nous étudions, et peut être un bon auxiliaire des antiscrofuleux, comme semblent le prouver les expériences de MM. Brun et Arnaud, Renaud et Aubry (3).

Les *exutoires*, tels que les vésicatoires, les cautères, les sétons, ne sont aussi que des auxi-

---

(1) *Revue méd.*, 1828, t. IV, p. 158.

(2) J'ai vu un assez grand nombre de malades refuser de prendre ce médicament (qu'on doit avaler à sec et sans enveloppe), à cause de sa saveur extrêmement désagréable ; on l'emploie aussi en applications externes.

(3) *Journ. de méd. chir. et pharm.* de 1811, t. IV, p. 115.

liaires qui, sans doute, ne sont pas à dédaigner, surtout lorsqu'on veut dériver une irritation chronique fixée sur un point important, une articulation, par exemple. Leur action est alors la même que dans le traitement de quelque affection que ce soit, seulement il est prudent de ne les employer, ni chez les sujets qui ont une disposition aux ulcères scrofuleux de la peau, ni chez ceux qui sont très-irritables ou dans le marasme (1). Je ne m'arrêterai pas sur le traitement de M. Ordinaire, qui établit un vaste cautère, un

---

(1) Très-souvent, dit M. Joly, le développement des tumeurs scrofuleuses a été la conséquence presque immédiate des exutoires, des vésicatoires et des cautères, chez des individus qui n'étaient que prédisposés à cette maladie, en devenant une cause accidentelle d'irritation, soit directe, soit sympathique, sans laquelle la tuberculisation scrofuleuse ne peut s'accomplir, malgré la condition organique générale et un état spécial des liquides (*Revue méd.*, 1835, t. III, p. 221).—J'ai entendu, en 1833 ou 1834, à l'Académie des sciences, M. Velpeau développer dans un fort beau mémoire l'influence qu'avaient sur la production de l'engorgement glanduleux du cou, siége si fréquent des tumeurs scrofuleuses, les croûtes du cuir chevelu, et les exutoires placés derrière les oreilles des enfants. Sans doute, telle n'est pas la cause première de la scrofule dans ces ganglions lymphatiques, mais c'est, dans bien des cas, l'excitant qu'elle attendait pour se montrer.

véritable jardin, au centre de la tumeur où de l'engorgement, lesquels guérissent, dit-il, en un mois, quelque volumineux qu'ils puissent être! Quand on m'aura montré un grand nombre de faits de ce genre, j'y croirai peut-être (1).

Les *purgatifs*, les *émétiques*, les émétocathartiques, ne peuvent jamais, à eux seuls, détruire les scrofules; mais dans les rémissions de l'emploi des spécifiques, une évacuation de ce genre paraît disposer favorablement l'intestin à la reprise du médicament. Elle le déshabitue en quelque sorte des impressions que la substance spécifique lui avait faites. M. Baudelocque, qui s'en sert avec un avantage marqué, emploie spécialement les minoratifs.

Quel que soit du reste le traitement que l'on ait adopté, si pendant son administration il survient des phlegmasies plus ou moins intenses, accompagnées de symptômes généraux, il faut se hâter de suspendre tous les antiscrofuleux, vrais ou supposés, pour recourir, à l'instant même, aux antiphlogistiques plus ou moins énergiques, et traiter en un mot les individus comme s'ils n'étaient point affectés de scrofules (2).

---

(1) *Journ. de méd. et chir. pratiq.*, t. V, p. 55.

(2) Guersent, *Dict. de méd.*, t. XIX, p. 201.

III.

Traitement circonstancié.

Maintenant que nous avons quelques notions sur les moyens qui sont nos armes contre l'affection strumeuse, je vais essayer d'asseoir le traitement circonstancié. Chaque auteur a sa méthode qu'il affectionne d'une manière particulière, parce qu'il en a l'habitude; en citer une, c'est à peu près les citer toutes, sauf quelques nuances auxquelles tel praticien ajoute souvent une importance fort grande, que bien d'autres mettent en doute. Je me garderai donc bien de présenter ici le sommaire encyclopédique de toutes ces médications qui se tiennent par la main; je m'abstiens surtout, pour cette raison, de l'énumération d'une foule de remèdes plus ou moins vantés, dont j'ai fait, pour ma satisfaction personnelle, la collection et l'analyse, et dont je suis bien loin d'avoir même indiqué les principaux. Plusieurs médecins, en effet, dans le traitement qu'ils s'attribuent et qu'ils nomment *leur* méthode, ne font aucun usage des antiscrofuleux par excellence. Heureusement le nombre des observations qu'ils citent en leur faveur de jour en jour diminue, et les conseils qu'ils prodiguent encore de loin en loin gissent en paix dans les journaux qui les enveloppent.

Le traitement le plus sûr, le plus prompt et le moins dispendieux de la scrofule, est le traitement spécifique. Quel que soit donc l'antiscrofuleux que l'on a choisi, après avoir mis le malade dans les circonstances hygiéniques les plus favorables, dont j'ai indiqué les plus importantes, il faut combattre l'affection par les moyens internes et externes (1). Les premiers consistent dans l'ingestion par les voies alimentaires ou autrement, d'une certaine quantité de spécifique. Dès qu'il est absorbé, il modifie, il change la diathèse morbide de l'économie; ses effets s'étendent à toutes les parties du corps : les fonctions des organes internes s'en ressentent ainsi que celles des muqueuses intérieures et de la

---

(1) Tous les praticiens qui se sont le plus occupés des scrofules, dit M. Guersent, et en particulier Kortum, Baumes, Hufeland, Thompson, White, Portal, Salmade, etc., sont unanimement d'avis que les moyens hygiéniques sont les plus importants et les plus efficaces; que sans ceux ci, tous les autres sont presque insignifiants. Je suis tellement convaincu de cette vérité pour mon propre compte, que je n'hésiterais pas à sacrifier tous les agents médicamentaux, sans exception, aux seuls agents tirés de l'hygiène. Parmi ces derniers, se trouve au premier rang l'air pur et sec (*Diction. de méd.*, t. XIX, p. 196).

peau. Leur activité, leur vitalité s'accroît, se régularise; l'estomac digère mieux, l'assimilation s'améliore; les mouvements de composition et de décomposition s'accélèrent; l'extérieur prend un aspect favorable; les tumeurs, les ulcères se résolvent ou suppurent et se cicatrisent. Divers moyens externes viennent en aide à la médication générale. Pour les étudier avec ordre, il faut se souvenir que l'affection strumeuse se présente au dehors sous les différents aspects d'engorgement des parties molles ou dures, de tumeurs plus ou moins circonscrites, plus ou moins nombreuses, d'abcès ouverts ou prêts à s'ouvrir, d'ulcères superficiels ou profonds, de caries, de fistules, de désorganisation du tissu, de scrofules compliquées de matière tuberculeuse; d'écoulements chroniques, d'inflammations opiniâtres des muqueuses, etc., enfin de l'esthiomène ou lupus, sorte de dartre rongeante (1).

---

(1) Il est un genre de tumeurs, en général, assez fréquentes chez les lymphatiques, mais qui se rencontrent aussi chez les sujets de constitutions différentes, et qu'on a regardées à tort comme de nature strumeuse: je veux parler des engelures. Elles tiennent toujours à une atonie locale des vaisseaux blancs, produite par l'impression vive et alternative du froid et de la chaleur. M. Gardien dit avoir la preuve qu'elles affectent tous les enfants qui, dans les premiers jours de la vie, sont exposés au

Contre les engorgements et les tumeurs non ramollis, on emploie en onctions, en frictions, tous les fondants connus, principalement les préparations spécifiques. Si la vitalité n'est pas assez active, on a recours aux excitants et aux toniques. Si elle l'est trop, on fait usage des émollients. C'est sur la sensation nulle ou pénible accusée par le malade que le médecin doit se guider. Ces moyens réussissent dans la plus grande majorité des cas.

Si les engorgements, malgré tous les agents thérapeutiques, après avoir ou non diminué de volume, ne font plus aucun progrès vers la guérison; s'ils ne se ramollissent pas, il est très-possible que la tumeur contienne de la matière tuberculeuse. M. Baudelocque cite à ce sujet de belles observations d'anatomie pathologique. Quelques auteurs, dans ce cas, ont essayé la compression, mais presque toujours sans succès (1). Baumes conseille de leur présenter un fer rouge que l'on maintient à distance. Sans doute, l'action du calorique rayonnant est un de nos plus puissants

---

refroidissement des extrémités. — Les toniques locaux, les astringents, le repos et la compression sont les meilleurs remèdes.

(1) Voyez plus loin une note sur le moment où je crois qu'elle aurait quelques chances de réussite.

moyens d'excitation; mais l'engorgement à résoudre résiste encore à son énergie.

Lorsque les tumeurs sont ramollies et que la peau n'est pas altérée, si elles sont éloignées des articulations, il ne faut pas se hâter de les ouvrir, puisque plusieurs observateurs, et entre autres M. Baudelocque, ont vu le pus finir par être résorbé. J'en connais plusieurs exemples bien positifs. J'ai parlé de la proximité des surfaces articulaires; la nécessité de faire promptement l'ouverture des abcès scrofuleux qui en sont très-rapprochés s'applique aussi, et à plus forte raison, aux tubercules suppurés, s'ils occupent le même siége. Tous les moyens qui servent à ramollir une tumeur dans sa masse générale, ou à faciliter la résorption du pus, doivent être prescrits dès le moment qu'un des points offre de la fluctuation. Lorsque plus tard on a reconnu que l'abcédation est imminente, il faut donner issue à la matière purulente, au moyen d'une incision. Cependant, si la peau est trop désorganisée, décollée, amincie, il convient d'employer les caustiques qui la détruisent dans toute l'étendue altérée. Si l'on n'agissait pas ainsi, l'on verrait, comme l'expérience l'a démontré, que cette peau, profondément atteinte dans son organisation, serait détruite par le mal lui-même, et que ce travail d'élimination spontanée retarderait singulièrement la cicatrisation.

Toutes les fois, dit M. Baudelocque, que j'ai eu recours au bistouri ou à la lancette, quelle qu'ait été l'étendue de l'incision, je n'ai pu obtenir la guérison qu'après avoir incisé toute la peau qui avait été amincie et décollée. Jamais elle ne reprend son épaisseur, sa vitalité; elle n'est plus susceptible de se réunir aux parties sous-jacentes. L'emploi des caustiques, lorsqu'il a été bien appliqué, a toujours évité une seconde opération. Le changement de couleur qu'a éprouvé la peau indique les limites qu'il peut atteindre (1). Ne pourrait-on faire mieux, dans quelques cas, et enlever, à l'aide du bistouri, l'abcès entier avec toute la peau altérée, et réunir la plaie par première intention (2)?

De tous les caustiques, le meilleur, le plus prompt, le moins douloureux, celui qui borne exactement son action au point sur lequel on l'a placé, est l'escharotique dont on se sert dans l'hôpital civil de Vienne. M. Baudelocque, dans la recette simplifiée qu'il en a donnée, indique de mélanger, à parties égales, de la chaux vive

---

(1) *Études sur la malad. scrof.*, p. 316.

(2) M. Cazenaud a guéri par ce procédé plusieurs affections scrofuleuses locales, dont il m'a envoyé l'observation.

et de la potasse caustique. On fait ainsi une pâte avec cette poudre, à l'aide de l'alcool ou eau-de-vie à seize degrés. La partie sur laquelle l'application sera faite doit être sèche. Au bout de cinq à six minutes, la peau est cautérisée jusqu'au tissu cellulaire. Néanmoins, ce n'est pas toujours qu'il faut se hâter de recourir aux caustiques, attendu qu'on a vu, quoique rarement, la peau se conserver, et l'ulcère sous-jacent arriver à la cicatrisation.

Dans ces vastes tumeurs scrofuleuses qui partagent avec d'autres affections le nom d'*abcès froids,* il n'est pas rare de voir le pus fuser entre les muscles, former un ou plusieurs clapiers, avant que le tissu tégumentaire soit aucunement altéré. Le traitement curatif de ces collections est différent de celui des autres tumeurs ramollies dont nous avons parlé. Elles sont annoncées presque toujours par un certain empâtement; quelquefois par une élasticité de la trame cellulaire sous-cutanée qui leur est proche. Les veines qui les avoisinent se dilatent, se durcissent, prennent un volume énorme, et on peut voir, à travers la peau, leur couleur bleuâtre, comme pour celles qui rampent sur l'abdomen d'un ascitique. Constamment on doit ponctionner ces kystes spacieux nommés *abcès froids,* dit M. Lugol. On fait mieux aujourd'hui : on les ouvre dans toute leur longueur ; on incise leurs brides et leurs clapiers, et l'on remplit de charpie les foyers, petits ou vastes que l'on vient de découvrir. La réunion s'opère ensuite avec facilité (1).

Longtemps le traitement des scrofules fut tout chirurgical. On enlevait ce que la maladie a de plus extérieur avec le fer, le feu, sans s'occuper de son traitement intérieur. En général, c'est ainsi qu'agissaient Vésale, Fallope, Fabrice d'Aquapendente, Dionis, Sanctorius, Potier, Baillou (2); les deux premiers surtout ne croyaient le vice strumeux curable que par l'opération. Aujourd'hui que l'expérience a si souvent montré que des délitescences mortelles sont la suite presque assurée de pareilles manœuvres, nos grands chirurgiens ont abandonné ces amputations terribles, auxquelles on peut si bien appliquer ce que Bell dit en parlant des ulcères : « Tant que la diathèse scrofuleuse n'est pas modifiée, il serait dangereux de les supprimer, parce que, desséchés en un endroit, ils reparaissent souvent dans un autre, et pourraient se porter sur les poumons ou sur un autre organe essentiel à la vie (3). » Je

---

(1) Cette pratique hardie, que j'ai vu employer avec succès à la Pitié, me semble une fort bonne médication.

(2) Gaubes, *Dissert. sur les scrof.*, p. 183, nº 28.

(3) *Traité théor. et pratiq. des ulcères*, trad. et annot par Bosquillon, p. 323.

pensé qu'il faut se conformer pour ces cas, comme pour les autres, aux sages préceptes de MM. Fournier et Bégin, qui disent que la constitution scrofuleuse doit être entièrement abolie, avant qu'on puisse songer à pratiquer les amputations que nécessiteraient les caries des os ou celles des articulations, excepté lorsque la douleur ou l'abondance de la suppuration opposent d'invincibles obstacles au rétablissement de la santé, et que non-seulement elle neutralise les bons effets du traitement, mais qu'elle entraîne infailliblement le sujet à sa perte : alors mieux vaut recourir à une opération dont le succès est incertain, que d'abandonner le malade à une mort assurée (1). Baumes se prononce en général contre les opérations. Il affirme qu'il est dangereux d'ouvrir même les abcès, et recommande, au pis aller, une petite ouverture (2); Boyer donne des conseils analogues très-minutieux ; Sabatier ne parle pas autrement, même dans la dernière édition publiée par Dupuytren. Mais, contre ces opinions extrêmes, contre tant d'illustres praticiens, nous avons le témoignage de Galien, qui conseillait l'extirpation (3), et l'on ne peut dire

---

(1) *Diction. des sciences méd.*, t. L, p. 385.

(2) Baumes, p. 345.

(3) Pujol, *Essai sur le vice scrof.*, p. 97.

que la science, de son temps, appréciait moins bien la nature de cette maladie que le siècle de Baumes et de Boyer. Si l'on jette un coup d'œil consciencieux sur les diverses observations de ces deux époques, quant aux scrofules, on reste, en effet, persuadé que l'une et l'autre confondaient des affections essentiellement contraires. Aujourd'hui même, nous voyons que M. Lugol parle de kyste environnant les abcès froids, tandis que ces kystes ne sont bien souvent qu'une particularité des tubercules, et que jamais ils n'appartiennent aux abcès froids scrofuleux. Comme on le voit par l'opinion de MM. Fournier et Bégin, que je viens de rapporter, on a peu à peu modifié, quant à l'ablation des parties molles, ces préceptes absolus de l'ancienne école. « On obtiendra la guérison, en fendant avec un bistouri toute la peau désorganisée, et en remplissant les parois du foyer avec de la charpie humectée d'une liqueur stimulante, qui provoque une forte réaction dans les organes frappés d'atonie. » Collisen conseille pour dernier remède de retrancher toute la peau qui recouvre la tumeur, et de transformer, au moyen de caustiques, toute la cavité du foyer en une surface suppurante (1).

---

(1) Stolz, *Essai sur les tumeurs lymphat., abcès froids*; p. 21.

Quelquefois, pour obtenir une guérison complète, on est obligé de mettre à nu la surface ulcéreuse, soit, comme je l'ai dit, en détruisant la peau avec la potasse caustique, soit en l'emportant avec l'instrument tranchant. C'est alors que la cicatrisation marche à grands pas; et, dans aucun cas, les cicatrices ne présentent cette épaisseur, cette irrégularité si difformes, et pourtant si fréquentes, signes non douteux d'une affection que l'on voudrait dissimuler. Les meilleurs topiques sont les préparations de plomb. Le quinquina, uni à la ciguë, suivant Bell, produit souvent de bons effets, et rend l'écoulement d'une meilleure qualité. Pour aucun ulcère la compression modérée ne convient mieux que pour ceux d'origine scrofuleuse, parce que le gonflement et l'œdème qui les affectent, apportent plus d'obstacles à la guérison que toute autre circonstance (1).

J'ai remarqué que presque tous les auteurs qui critiquent l'absolutisme des praticiens dont la thérapeutique est exclusivement chirurgicale n'ont à leur tour parlé que du traitement interne, omettant complétement les ressources de la médecine opératoire. De nos jours, les bons prati-

---

(1) Bell, ouvrage cité, p. 326.

ciens unissent, pour la cure des scrofules, l'un et l'autre moyen. Le premier, employé exclusivement, entraîne à de longues suppurations, à des souffrances sans fin, à l'épuisement, à la mort. Il laisse, dans les cas les plus heureux, lors même qu'il a détruit la disposition morbide des tumeurs, des suppurations chroniques qui ne font aucun pas vers la guérison, ou tout au moins des cicatrices fâcheuses. Le second seul, l'art chirurgical, lutte presque toujours en vain contre le mal, la disposition scrofuleuse étant toujours là pour créer de nouvelles infirmités. C'est principalement à la suite des tumeurs abcédées qui se sont ouvertes qu'on observe des ulcères, des trajets fistuleux plus ou moins profonds. Le traitement en est le même que celui des ulcères simples, sauf qu'il faut détruire par des caustiques la peau décollée ou bleuie, et toucher les végétations avec l'azotate d'argent. J'ai dit ailleurs, d'après M. Lugol, que l'iode caustique était spécialement utile pour lisser les cicatrices.

On a noté une certaine disposition scrofuleuse, fort analogue à l'esthiomène, pendant laquelle les malades voient survenir, à peu près en même temps, pendant l'espace d'un mois, par exemple, une multitude d'abcès ordinairement sous-cutanés. Elle réclame, suivant M. Baudelocque, un traitement externe : il faut détruire la peau décollée et toutes les végétations avec le nitrate acide de mercure. Le praticien a toujours vu une pareille méthode couronnée de succès. Souvent ces petites tumeurs avoisinent les articulations, petites et grandes; elles occasionnent alors des luxations, des déplacements considérables.

Les écoulements scrofuleux du nez, des oreilles, du vagin, etc., se traitent, en particulier, par les bains iodurés et autres, par les injections de même nature; et, généralement, par les moyens que réclament ces affections lorsqu'elles sont simples (1). Les inflammations strumeuses des mêmes organes, de la conjonctive palpébrale et oculaire et de la peau, réclament les méthodes ordinaires de traitement, auxquelles on ajoute l'emploi des lotions, des douches et d'autres applications spécifiques.

La matière scrofuleuse complique souvent le vice scrofuleux et lui donne un caractère d'opiniâtreté fort important pour le diagnostic. Dans ce cas, il ne s'agit plus de chercher à faire

---

(1) Les flux utérins et vaginaux, dus à la cause que j'étudie, ont fourni un chapitre spécial au savant traité du *Catarrhe utérin* que mon père a publié en 1801. Dans un travail sur les *écoulements des femmes* que M. Nivet, médecin à Clermont, et moi, nous nous proposons de publier bientôt, nous donnons à l'influence scrofuleuse toute l'attention qu'elle mérite.

dissoudre les tumeurs, il faut les faire suppurer, ou les enlever s'il est possible (1). L'épanchement tuberculeux, je l'ai déjà dit, n'est pas susceptible de résolution. M. Cazenaud a attaqué cette matière directement dans les kystes qui la contenaient et qu'il avait ponctionnés ou largement ouverts. Rarement il a eu quelque succès. Ainsi, il a placé, pendant un temps variable, sur cette substance morbide, qui se présentait sous l'aspect caséeux qu'on lui connaît et qui semblait adhérer aux tissus, de la charpie imbibée d'eau saturée de sel, d'iode, de nitrate acide de mercure, de nitrate d'argent, d'acide nitrique et sulfurique, étendus d'acide hydrochlorique concentré; il l'a saupoudrée avec de la gomme-gutte, de la gratiole, de l'azotate d'argent. Tous ces moyens ont produit de grandes douleurs,

---

(1) Ne pourrait-on, au lieu d'une pratique de ce genre, chercher à isoler, en quelque sorte, les tumeurs ainsi compliquées, en détruisant leurs communications vasculaires avec les parties voisines, au moyen d'une opération sous-cutanée? Il s'agirait de ponctionner la peau, comme pour la ténotomie, sur un des côtés de la tumeur, et de promener autour d'elle, dans tous les sens, une lame étroite et flexible, en agrandissant la plaie le moins possible. On pourrait ainsi faire pénétrer autour de la partie malade un liquide stimulant ou résolutif, etc. La compression exercée ensuite serait probablement plus fructueuse alors qu'elle ne l'est dans les cas ordinaires.

mais n'ont pas réussi généralement, et surtout régulièrement à remplacer l'exsudation tuberculeuse par des bourgeons de bonne nature. Il lui a semblé plusieurs fois que cette matière était le résultat de la décomposition des organes qui entourent le foyer, qu'elle ait été primitivement ou non un caillot de sang dégénéré, suivant les propositions fondées que M. Baron vient de développer dans un de nos meilleurs recueils périodiques (1).

L'esthiomène, dont j'ai déjà dit quelques mots plus haut, est généralement admis comme une forme, et une forme grave de la maladie strumeuse. Il serait plutôt, et les travaux de M. Baudelocque confirment cette opinion, une variété des tubercules qu'une des formes de l'affection scrofuleuse, comme on l'admet généralement. C'est, dit le médecin de l'Hôpital des enfants, un des symptômes qui s'est montré le plus rebelle à l'action de l'iode. Parmi les faits observés dans son service, il est impossible de citer un seul exemple, je ne dis pas de guérison, mais même d'amélioration non contestable (2).

Aussi ce praticien donne-t-il le conseil et

---

(1) *Archiv. génér. de méd.*, oct. 1839 p. 189.

(2) Baudelocque, p. 415.

l'exemple d'attaquer ces ulcérations comme on attaquera plus tard la matière tuberculeuse, par un puissant escharotique. Après avoir démontré l'impuissance de l'iode caustique, du nitrate acide de mercure, de la pommade dépilatoire du *Dictionnaire de médecine*, il fait choix de la composition suivante :

℞ Chaux nouvelle,	℥ iv	125 grammes.
Orpiment en poudre,	ʒ j	4 —
Lessive forte, deux verres.		

Faites réduire jusqu'à ce qu'une plume étant plongée dans le liquide en sorte dépouillée de ses barbes (1). Une couche de ce mélange, appliquée sur l'esthiomène, y produit, avec une grande douleur, une eschare noire. Lorsque celle-ci est tombée, la surface malade a pris une apparence favorable. L'usage du cérat opiacé, étendu sur un plumasseau de charpie, a paru à M. Baudelocque favoriser beaucoup la cicatrisation. L'iode à l'intérieur n'a, pas plus qu'en applications externes, d'efficacité contre ce lupus, tandis que l'arséniate de soude, à la haute dose d'un sixième à trois quarts de grain (1 à 4 centi-

(1) J'ignore pourquoi l'auteur n'a pas employé le caustique de Vienne, à moins que ce ne soit à raison de l'humidité de la surface malade.

grammes), a produit quelques guérisons. L'huile empyreumatique animale, appliquée matin et soir sur un esthiomène des bras et de la face, s'est, dans deux cas, montrée efficace.

Lorsque la diathèse scorbutique complique la scrofule, ce qui se reconnaît à l'altération des gencives, et à la tendance des malades à l'hémorrhagie, on doit combiner les moyens du traitement qui convient à chacune de ces maladies.

Assez souvent, le virus syphilitique se rencontre avec l'état strumeux, qu'il modifie de telle manière, dit Baumes, que les explosions morbides se font spécialement pendant la nuit. Ainsi, en fait d'apparition, d'intensité du mal, des douleurs, l'état des sujets atteints alternativement, comparé le jour et la nuit, offre des différences remarquables (1). J'ai indiqué que dans ces cas, les préparations mercurielles s'associaient très-utilement aux autres médicaments.

L'acrimonie dartreuse, dit le même auteur, de même que le vice psorique, augmente la virulence des scrofules. On peut en dire autant de la diathèse cancéreuse.

J'ai passé sous silence, ou à peu près, le goître, le rachitisme et les tumeurs blanches, et cela

---

(1) Baumes, p. 126.

à dessein, parce que l'on prend souvent pour scrofuleuses des affections de ce genre qui ne le sont pas. Je me bornerai à dire que, pour celles qui sont bien caractérisées, le traitement général que j'ai indiqué pour opposer à d'autres cas convient également à ceux-ci : l'iode et la poudre de Sancy spécialement contre le goître ; les bains de mer et les bains iodurés, et l'huile de morue, contre le rachitisme ; les exutoires, la compression, associés aux autres moyens, contre les tumeurs blanches.

IV.

Terminaisons générales.

La scrofule est toujours une maladie grave, si ce n'est constamment pour l'individu lui-même, du moins pour sa génération. Baumes aurait voulu qu'à ceux qui en étaient affectés on défendît le mariage. Si cette prohibition n'est point possible, les conseils du médecin doivent, il me semble, engager les malades, dans leur intérêt direct, et dans celui de la progéniture, à éviter le plus possible de donner la vie à des enfants qui naîtraient frappés d'une triste hérédité (1).

---

(1) Voyez plus haut ce qu'il faut entendre par la transmission directe des parents aux enfants. — Suivant

La guérison peut être obtenue par l'art ou survenir spontanément ; mais bien plus souvent, et d'une manière plus complète, elle est due aux ressources d'un traitement bien dirigé : un scrofuleux, couvert de tumeurs, d'abcès, d'ulcères ; un scrofuleux dans le plus pitoyable état de marasme, peut se voir réhabilité, revenir peu à peu à la santé ; il peut, enfin, être même débarrassé complétement de la disposition à la scrofule. Dans cette heureuse situation, progressivement acquise, il lui reste néanmoins assez ordinairement des traces de la diathèse détruite, soit des tumeurs latentes, sorte de corps étrangers, qui ne gênent que par leur volume et leur aspect, soit des cicatrices difformes, suites d'un traitement externe trop tardif ou imparfait (1). C'est encore à la chirurgie que nous aurons recours pour pallier ou détruire ces inconvénients. On parvient à faire dissoudre ces tumeurs, dont la nature est peut-être strumo-tuberculeuse, en les lardant de

---

Cullen, ceux qui ressemblent au père sont les seuls qui naissent scrofuleux, si c'est lui qui est malade, et *vice versa*, si c'est la mère (*Médecine pratiq.*, t. II, p. 604).

(1) L'ulcère scrofuleux se termine ordinairement par l'âge de la puberté, dit Vitet, mais laisse des cicatrices indélébiles (*Méd. expect.*, t. III, p. 127). L'auteur aurait mieux fait de mettre *quelquefois*.

trochisques de minium ; mais le plus court moyen est certainement de les extirper à l'aide de l'instrument tranchant.

J'ai dit maintes fois qu'on régularisait les cicatrices anciennes, suites des scrofules, en les touchant avec l'iode caustique. Ce moyen est précieux. Si l'on tente d'en faire l'excision, pour remplacer par une trace linéaire ces coutures larges, luisantes, irrégulières et difformes, il faut avoir grand soin d'attaquer les parties bien au delà de ce qui paraît altéré, et s'informer de l'étendue que peut avoir occupé l'ulcère. En effet, la peau qui circonscrit la cicatrice, quoiqu'elle semble saine, ne supporte point, dès qu'elle est un peu enflammée par les conséquences de l'opération, les épingles et les fils dont on l'a traversée pour provoquer la réunion de ses bords par première intention. Elle se laisse aisément diviser par les points de suture avant que l'adhésion soit obtenue.

Enfin, dans la scrofule, comme dans toute autre affection, si les organes les plus importants à la vie sont tellement altérés qu'ils soient désorganisés en quelque sorte, on aura beau faire, l'assimilation générale restera constamment imparfaite ; la composition et la décomposition des molécules se fera toujours mal ; la cacochymie l'emportera toujours sur l'agathochymie, et l'individu, hors des ressources de l'art, n'en recevra plus qu'une amélioration impuissante. Faudra t-il alors abandonner, comme les lépreux aux siècles d'ignorance, le malheureux sur lequel la science n'a plus qu'à gémir ?... Non, bien certainement ! car qui sait où s'arrêtent les forces réparatrices et mystérieuses de la nature ? Le devoir du médecin est d'espérer et de faire espérer jusqu'à la fin.

Paris. — Imprimerie et Fonderie de Rignoux, rue des Francs-Bourgeois-Saint-Michel, 8.

www.ingramcontent.com/pod-product-compliance
Ingram Content Group UK Ltd.
Pitfield, Milton Keynes, MK11 3LW, UK
UKHW020938180726
13838UKWH00003B/1023